Mental
Enterprises

Für Sabine, Sebastian, Sarah und Nadja

DR. MED. MICHAEL NEHLS

DIE METHUSALEM-STRATEGIE

Vermeiden, was uns daran hindert, gesund älter und weiser zu werden.

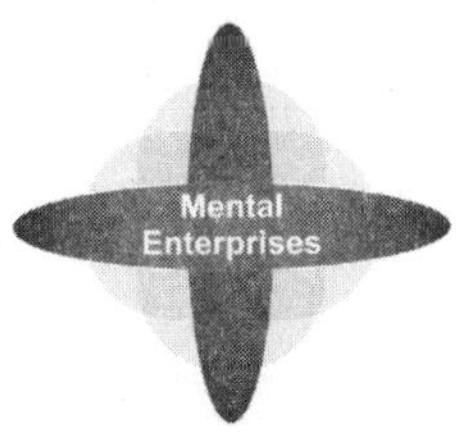

Bitte besuchen Sie auch www.michael-nehls.de

Bibliografische Information der Deutschen Bibliothek:
Die Deutsche Bibliothek verzeichnet diese Publikation in der
Deutschen Nationalbibliografie
Detaillierte bibliografische Daten
sind im Internet unter www.d-nb.de abrufbar.

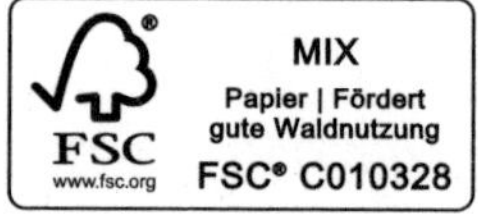

8. überarbeitete Auflage 2026
ISBN: 978-3-9814048-3-8

Lektorat: Sabine Nehls und Patrik Müller
Umschlaggestaltung: Michael Kossowski und Sarah Nehls
unter Verwendung eines Fotos von den-belitsky / Getty Images
Buchsatz: Michael Kossowski (mkossowski@web.de)
Druck und Bindung: Alföldi Druckerei, Debrecen
Printed in Hungary

Mental Enterprises, Allmendweg 1, D-79279 Vörstetten
Email: verlag@mental-enterprises.de

Inhalt

Vorwort ... 11

Einführung ... 13

Teil 1: Die Evolution der Gedanken ... 23

Ein-Blick in die Vergangenheit ... 23
Der Fischer und Sammler lebt in uns weiter ... 26
Von der Keilschrift zum World Wide Web im Zeitraffer ... 31
Zurück in die Zukunft? ... 32
Macht ein Leben im Informationszeitalter klüger? ... 35

Information – das Lebensprinzip? ... 39
Das erste Wort ... 39
Selbsterkenntnis ist der erste Schritt zur Heilung ... 43
Vom Gen zum Mem ... 44
Lebensprinzip und Tod ... 49
Effizienter ist lebenswürdiger – die Hierarchie des Lebens ... 53
Vor den Kräften der Natur muss man sich schützen – vor allen! ... 56
Ein-Blick in die Zukunft ... 59

Unsere Wirklichkeit ... 65
Wie wirklich ist die Wirklichkeit? ... 65
Die Macht der Illusion ... 67
Die realen Folgen irrealer Wirklichkeit ... 70
Homo hamburgensis aus der medizinischen Traumfabrik ... 74
Mus hamburgensis oder „Fressen macht schlank" ... 78
Was ist schon normal? ... 81

Unsere Wunderwaffe heißt Bewusstsein ... 85
Der Zombie in uns ... 85
Wie Gedanken entstehen ... 87

Das Bewusstsein – eine Gedankenbewertungsmaschinerie 90
Freier Wille – eine willentliche Illusion? 92
Bewusst wissen 94
Das Antivirus in Gestalt einer Frage 95

Zusammenfassung Teil 1 97

Teil 2: Die Methusalem-Strategie 103
Die Weisheit der Methusalems 104
Die Methusalems von Okinawa 106
Das Methusalem-Gen oder die Suche nach der Unschuld 107
Die Methusalem-Formel im Überblick 109

Die Methusalem-Formel: Zeit 113
Zeit ist relativ 113
Zeit durchdringt die Methusalem-Formel 115
Langsamkeit gegen Zeitmangel 116
Der Gegensatz zu Zeit ist Stress 118
Introvertierter Stress macht krank 119
Geben Sie den Jahren mehr Leben 122

Die Methusalem-Formel: Lebensaufgabe 125
Der Sinn des Lebens 125
Leben ohne Sinn 127
Apoptose auf sozialer Ebene 128
Sinngebung 129

Die Methusalem-Formel: Bewegung 133
Bewegung im natürlichen Rhythmus des Lebens 133
Bewegung ohne Balance ist gefährlich 134
Bewegung für den Geist 136
Kein Sport ist Mord 139
Die bewegungsfeindliche Kultur des Siegenmüssens 142

Die Methusalem-Formel: Ernährung 149
Ein Schnitzel fürs Zebra? 149
Symbiose 150
Krebszellen mögen es nicht vegetarisch 153
Wir dürfen Morbus Alzheimer nicht vergessen 157
Die Milch macht was? 159
Steinzeitliche Ernährung in Bewegung 161
Die Antwort aus Okinawa 162

Die Methusalem-Formel: Selbst 167
Mentaler Ausgleich 167
Der Curabo-Effekt 168
Ein kirchlicher Placebo-Effekt? 171
Spiritualität aus kosmischer Sicht 174
Sich gesund schlafen 175

Die Methusalem-Formel: Gemeinschaft 179
Das soziale Wesen in uns 180
Gesellschaft: Verstärker cyclothymer Normalität 181
Ein Methusalem kommt selten allein 182
Die Erbsünde – ein epigenetisches Phänomen? 183

Zusammenfassung Teil 2 187

Teil 3: Motivation zur Selbstverantwortung 195
Motivation kontra Motivierung 195
Gefangen im Status Quo 198
Motivation – woher nehmen? 199

Teil 4: Die Methusalem-Strategie im Zeitraffer 203
Eine Frage der Motivation? 203
Tradition: Memetik versus Genetik 205
Das RAAM mit der Methusalem-Strategie 207

Lebensziele: Das RAAM als Paradigma 207
Schlaf: Elementar für den mentalen Ausgleich 209
Ernährung: Die Paläodiät des modernen Ausdauersportlers 209
Team: Einer für alle, alle für einen! 210
Bewegung: In der Ruhe liegt die Kraft 211
Zeit: Schneller mit Gelassenheit 211

Literaturverzeichnis 215

Danksagung 221

Notizen 223

Vorwort

Lange habe ich nach einem Titel für dieses Buch gesucht. Kurz, prägnant und informativ sollte er sein, aber vor allem sollte er neugierig machen. Ich erinnere mich noch genau an den Moment, als er mir bei einer meiner täglichen Radtouren in den Sinn kam. Mein erster Gedanke war dann auch gleich, ob dieser Begriff, den ich prägen wollte, schon Allgemeingut, ob schon eine Methusalem-Strategie im World Wide Web zu finden war. Googles Antwort: Ein klares Nein. Ich bekam fast väterliche Gefühle.

In einer Zeit, in der wir mit Informationen geradezu überschüttet werden, musste ich Sie geschickt dazu verführen, nach diesem Buch zu greifen. Damit habe ich Sie aber auch manipuliert. Das müsste mir eigentlich unangenehm sein – schließlich soll die Anwendung der Methusalem-Strategie Manipulation bewusst machen, um vor ihr zu schützen. Es ging aber nicht anders. Schon die bis hierher gelesenen Zeilen haben bereits eine Veränderung in Ihrem Gehirn hinterlassen, so wie es bei jeder Form der Kommunikation unweigerlich passiert. Das ist einer der Kernpunkte dieses Buches. Dem Phänomen der ständigen Manipulation bin ich nachgegangen, indem ich Fragen stellte.

Das Prinzip des Fragenstellens um des Wissens willen ist zwar alt, aber auch so effizient und verlässlich, dass man es schon immer mit Sorge betrachtet hat: Sokrates starb keines natürlichen Todes, er stellte zu viele Fragen, wurde unbequem und musste schließlich den Schierlingsbecher trinken. Dies sollte uns jedoch nicht davon abhalten, sondern geradezu dazu animieren, weiterzufragen, denn zu viele profitieren vom scheinbar Normalen.

In fast jeder Frage nach dem Warum steckt viel Sprengkraft, daher wird sie gefürchtet: Sie nimmt den Ideologien die Basis ihrer Macht über uns. Manch eine Ideologie verspricht nur denen, die nicht wissen wollen, eine rosige Zukunft im Jenseits. Und auch im Diesseits zensieren einige ihrer selbsternannten Vertreter den freien Austausch von Fragen und Gedanken – nicht ohne Grund. Eine der größten Gefahren für das, was wir als normal erachten und das auch unser Leben bestimmt, geht von Fragen aus, von unserer Neugier. Aber vielleicht machen gerade Gefahren unser Leben so lebenswert? Deshalb sollte schon der Titel dieses Buches Fragen aufwerfen, Ihre Neugier wecken und interessante Antworten versprechen.

Die Basis der Methusalem-Strategie ist ein Instrument von immenser Macht, denn sie verändert unser Denken. Dies geschieht jedoch nicht umsonst, sondern ist gekoppelt an Verantwortung, nicht nur für uns selbst, sondern auch für unsere Umwelt. Wenn wir Verantwortung übernehmen wollen, ist das Fragenstellen unerlässlich. Indem wir Fragen nach dem Warum stellen, werden wir selbst zu Philosophen und delegieren nicht die Verantwortung an andere. Indem wir uns nicht scheuen, Fragen zu stellen, werden wir weiser, und indem wir versuchen, die Antworten zu leben, haben wir eine größere Chance, auch im hohen Alter noch mit hellem Verstand Fragen stellen zu können.

Wir Menschen im westlichen Kulturkreis sterben im Durchschnitt dreißig bis vierzig Jahre zu früh, ohne dass uns dies bewusst ist, da wir ein erreichbares Alter von siebzig bis achtzig Jahren für normal halten. Bis zu unserem Tod verbringen wir darüber hinaus viel zu viele Jahre damit, chronische Krankheiten zu therapieren, bis sie nicht mehr zu therapieren sind. Diese nennen wir Zivilisationskrankheiten, als wären sie Errungenschaften, auf die wir stolz sein müssten, oder einfach nur unvermeidliche Bestandteile unserer kulturellen Epoche. Warum bringt uns unser Fortschritt so viel Gutes, weshalb aber auch so viel Schlechtes? Was treibt unsere kulturelle Entwicklung an, welchen Zweck verfolgt sie? Können wir frei über unser Tun entscheiden? Warum versagen wir, obwohl wir es eigentlich besser wüssten?

Diese Fragen müssen dringend beantwortet werden. Dabei hilft uns aber nicht ein weiteres Buch über Diät und Fitness, davon gibt es schon tausende. Wir brauchen ein grundsätzlich anderes Denken.

Wir stecken weit über zehn Prozent des deutschen Volkseinkommens ins Gesundheitssystem, das waren allein im Jahr 2019 über 410 Milliarden Euro. Davon fließen etwa 70 Prozent in die Behandlung von Krankheiten, die es gar nicht geben müsste. Viele dieser Leiden werden unsere letzten sein. Deshalb empfehle ich dieses Buch nicht nur den „Krankheitsverwaltern“ in politischen Ämtern, sondern vor allem Ihnen selbst: Unsere Gesundheit ist noch wichtiger als die des Staatshaushaltes. Wir haben nur dieses eine Leben, und diese Tatsache macht es unbezahlbar.

Einführung

Es findet ein Massensterben statt! Es grassiert in den reichsten Ländern der Erde. Dort, wo gerne gejammert wird über die explodierenden Kosten im Gesundheitswesen, aber nicht über die dreißig bis vierzig Lebensjahre, die wir zu früh sterben – und das oft erst nach langem Siechtum. Ich stelle eine These auf: Es ist keine Utopie, gesund biblisch alt zu werden. Vielleicht keine tausend Jahre, aber hundertzwanzig Jahre könnten schon heute eine neue Normalität werden, ohne pharmazeutische Heilsversprechen.

Die Haupttodesursache sind Zivilisationskrankheiten. Der Begriff impliziert, dass diese unvermeidlich mit unserem Wohlstand und unserer kulturellen Entwicklung verknüpft sind. So führen Diabetes mellitus, ein gestörter Fettstoffwechsel und ein erhöhter Blutdruck infolge von Fehlernährung und Bewegungsmangel zu Durchblutungsstörungen, an denen jeder Zweite von uns viele Jahre zu früh stirbt – zum Wohl der Pharmaindustrie meist erst nach langem Leidensweg und unzähligen teuren Behandlungen. Und wer davon verschont bleibt, hat gute Chancen, an der Alzheimer-Erkrankung oder an Krebs zu sterben, nach vielen, oft traurigen Jahren für alle Beteiligten. Laut einer Studie der Gerontologin Eileen M. Crimmins steigt derzeit die Zahl der Leidensjahre an schweren Erkrankungen. Auch Autoimmunkrankheiten, wie Rheumatoide Arthritis oder Multiple Sklerose, um nur zwei bekanntere Leiden zu nennen, bei denen sich unser Immunsystem gegen uns selbst wendet, haben meist zivilisatorische Ursachen.

Während es der Politik nicht gelingen kann, das Gesundheitswesen in den Griff zu bekommen, verbreitet die Pharmaindustrie Hoffnung. Das ist bequem: Wer Medikamente hat oder auf sie hoffen darf, muss seinen Lebensstil nicht ändern. Ein großer Fehler! Denn es bleibt die traurige Feststellung, dass es nicht schön ist, unter diesen Umständen alt zu werden. Nicht einmal in der Fernsehwerbung gibt es den fitten Achtzigjährigen, der mit seinen Enkeln Fußball spielt. Wir frönen einem Jugendwahn, weil sich die Jugend gut vermarkten lässt. Weisheit suchen wir heute im Internet – vergeblich.

Während meiner Ausbildung zum Arzt lernte ich, dass vor der Therapie immer die Diagnose steht. Dass es durch Vorbeugung erst gar nicht zur

Krankheit kommen müsste, war selten ein Thema. Statistisch errechnet würde jede sechste Frau an Brustkrebs erkranken. Diese Zahl war wie in Stein gemeißelt, es gab kein Wenn und kein Aber. Als ich später eine Biotechnologiefirma leitete, die nach neuen medikamentösen Lösungen suchte, wurde mir der Wahnsinn dieses Denkens bewusst: Wir geben gigantische Summen für die Entwicklung neuer Therapien aus, für die es eigentlich keine Patienten geben dürfte!

Mit Anfang Vierzig zeichnete sich auch für mich schon sehr bedrohlich ab, dass ich in naher Zukunft selbst diesem Patientenmarkt angehören würde. Viele würden so etwas als Midlife-Crisis bezeichnen, aber eigentlich fing ich nur an, Fragen zu stellen: Warum versagen wir kollektiv in Sachen Gesundheit (und nicht nur da), obwohl wir es doch besser wissen müssten? Wenn man annimmt, dass unsere ganze Zivilisation eine gedankliche Konstruktion ist, sollte es da nicht möglich sein, Krankheiten durch Denken vorzubeugen, indem wir uns ein Rezept für ein längeres und glücklicheres Leben erschaffen? Wenn es stimmt, was uns die Quantenphysik lehrt, dass die Zukunft nicht vorhersehbar ist, dann sind wir dem Schicksal nicht ausgeliefert. Die Zukunft besteht nur aus Wahrscheinlichkeiten. Wie können wir dann die Chance erhöhen, unsere Ziele zu erreichen? Wie werde ich zum Methusalem, oder zweckmäßiger strategisch formuliert: Wie reduziere ich die Wahrscheinlichkeit, krank zu werden und zu früh zu sterben?

Mein medizinisch-wissenschaftlicher Hintergrund und meine Erfahrung im Extremausdauersport inspirierten mich zu einer Antwort auf die Frage, weshalb wir alle so kläglich dabei scheitern, unser Verhalten zu ändern, wenn es doch buchstäblich um unser Leben geht. Des Rätsels Lösung steckt in einem alternativen Verständnis unseres Selbst beziehungsweise in einer doch sehr überraschenden Antwort auf die Frage: Was ist Leben?

Wir vervielfältigen grundsätzlich zwei Formen von Information: biologisch-genetische und kulturell-gedankliche. Dabei kommt es zu deren Variation, Selektion und damit zu deren Weiterentwicklung. Inzwischen sind wir aber weitgehend am Ende unserer genetischen Evolution angelangt. Denn unsere geistig-kulturelle Entwicklung bewahrt uns immer mehr vor Ereignissen, die genetische Auslesen globalen Ausmaßes nach sich ziehen, wie zum Beispiel früher die Pest. Wir sind biologisch betrachtet immer noch steinzeitliche Fischer und Sammler (siehe Nehls: „Die Algenöl-Revolution", Heyne-Verlag) – und dies hat vielerlei Konsequenzen.

Die Evolution gedanklicher Information, von Richard Dawkins in Anlehnung an die Genetik als Memetik bezeichnet, schreitet weiterhin exponentiell voran und beherrscht mehr und mehr unser Schicksal. Der Gedanke dahinter ist recht einfach, aber auch erschütternd, da wir dazu noch die Frage nach dem freien Willen stellen müssen.

Unser Erbgut besteht aus Informationseinheiten, aus Genen, unser Kulturgut entsprechend aus Worten und Ideen, also auch aus Informationseinheiten. Wir nennen diese Meme. Erst durch das Wirken beider, Gene und Meme, werden wir zu dem, was wir sind. Gene sind keine starren Baupläne, wie man lange vermutete. Sie werden durch den Zeitgeist und so durch unser Verhalten in ihrer Ausprägung und Funktion beeinflusst. Meme und Gene verbinden sich in der Epigenese, die das Vererben von Verhalten und dessen Konsequenzen beschreibt. Unser Denken und Handeln verändert die Aktivität unserer Gene, was wiederum unsere Emotionen und damit unser Denken beeinflusst.

Warum halte ich den Begriff Mem für notwendig? Hätte ich es bei der Beschreibung der Phänomene nicht einfach bei Begriffen wie Gedanke, Idee, Ideologie oder Kultur belassen können? Der Grund ist einfach erklärt. Hinter dem Begriff Mem verbirgt sich eine andere Ursächlichkeit: Meme steuern uns – nicht wir sie. Der Begriff ist eng gekoppelt an die Frage nach der Freiheit unseres Willens und die Bedeutung unseres Seins: Woher kommen wir und wohin gehen wir?

Gene vermehren sich aus einem rein evolutionären Selbstzweck, Meme tun dies auch. Um diese These zu verstehen, ist eine neue Sichtweise in Bezug auf unser Verständnis des Lebens von Nöten. Indem wir die Kultur unter dem memetischen Aspekt betrachten, kann das Phänomen der Fremdbestimmtheit besser verdeutlicht werden: Unsere Kultur wird gemeinhin als ein vom menschlichen Willen geformtes Produkt gesehen. Durch die Triebfeder der memetischen Kraft entsteht jedoch dieselbe Kultur mittels Zufall und Notwendigkeit. Der Mensch selbst wird Mittel zum Zweck. Die Freiheit im Willentlichen unseres Tuns entpuppt sich dabei als Illusion.

Wenn es letztlich Information ist, die das Leben bestimmt, dann können wir unser Dasein als eine ununterbrochene Kette sich vervielfältigender genetischer und geistiger Information betrachten. Dann sind wir selbst – als Lebewesen – nur ein Zwischenglied in dieser evolutionären Informationsentwicklung. Diese begann mit einer Urform genetischer Information. Aus dem ersten, sich selbst vermehrenden „Wort", dem ersten Gen, entstand in einigen Milliarden Jahren genetischer Evolution der Bauplan für unser Gehirn, durch das die Evolution geistiger Information ermöglicht wurde. Unsere Sprache war dafür die Basis: Die zufällige Veränderung von Gedanken und Vorstellungen führt dabei über deren Selektion zur Entstehung von Traditionen und Ideologien. Zu unserem Leidwesen geschieht dies jedoch nicht zum Wohle unseres biologischen Erbes. Und genau darin liegt, nach der hier vorgelegten Theorie, die Ursache unseres kollektiven Versagens, wenn es um unsere Gesundheit geht. Aber auch unsere Chance.

Im ersten Teil des Buches will ich uns unsere prekäre Situation bewusst machen, in der wir uns als Träger beider Formen von Information befinden. So beherrschen uns Worte, Gedanken, Ideologien, aber auch Traditionen, kollektiv als Meme bezeichnet, heute weitaus mehr als der Fortpflanzungs- und Selbsterhaltungstrieb, der aus unserem genetischen Erbe resultiert. Das Mem dominiert das Gen. Das Streben von Information nach Vervielfältigung beziehungsweise deren Mechanismen sind das, was wir als Leben empfinden. Beschreibt man das Lebensprinzip nicht aus der Betrachtung des Lebewesens, sondern aus der der genetischen Information, dann ergibt sich ein ganz anderes Rollenverständnis: So ist beispielsweise aus der Sicht des Eies (Träger der genetischen Information) das Huhn nur Mittel zu dem einen Zweck, die Information des Eies zu vervielfältigen.

Welche Rolle spielen wir auf der Bühne der Welt? Und die Betonung liegt hierbei auf dem Wort spielen. Sind wir vielleicht auch nur Erfüllungsgehilfe, also Mittel zum Zweck, bei der Vervielfältigung von Information? Schreiben wir unsere Rolle gar nicht selbst? Ist unser Agieren vielleicht nur eine Illusion und reagieren wir nur? Erklärt eben dies unser Unvermögen, Verantwortung für uns selbst zu übernehmen – trotz scheinbar besseren Wissens? Folgen wir deshalb sklavenhaft unseren anerzogenen Verhaltensmustern und Traditionen, selbst, wenn diese uns schaden? Die

Kernfrage ist nicht, was wir anders machen müssen – das ist hinlänglich bekannt –, sondern: Was hindert uns denn daran, diese alternativen, für uns und unsere Umwelt vernünftigen Wege zu beschreiten?

Wir haben durch unser Bewusstsein die Möglichkeit, dieser Fremdbestimmtheit entgegenzuwirken, wenn wir bereit sind, die Augen zu öffnen. Aber unser Erkennen unterliegt enormen Limitierungen, die es zu erkunden gilt. Aus Angst davor mögen viele den einen oder anderen Glauben dem Wissen vorziehen. Dazu hält uns im Neuen Testament Jesus selbst an, wenn er dem ungläubigen Thomas sagt: „Selig, die nicht sehen und doch glauben." Aber Nicht-sehen- beziehungsweise Nicht-wissen-wollen ist sehr gefährlich. Es ist diese Blindheit, die sogar einige wenige dazu verführt, sich im Glauben an ein jenseitiges Paradies einen Sprengstoffgürtel anzulegen. Dieselbe Blindheit sorgt auch bei vielen für einen tödlichen Fettgürtel, im ebenso illusorischen Glauben an die (unerfüllbaren) Versprechungen unserer Konsumgesellschaft.

Dieses Buch versucht nur Hinweise zu geben, Zusammenhänge darzustellen, Fragen zu stellen, nicht mehr. Anerzogene Traditionen sowie Doktrinen und Dogmen machen uns zu willfährigen Marionetten. Um daraus auszubrechen, dürfen wir keine neuen Festlegungen einführen.

Wir können das Rad der Zeit nicht zurückdrehen. Um ein Leben zu führen, das unserem genetischen Erbe entspricht, können wir jedoch durch selbstbewusste Entscheidungen unsere weitere kulturelle Entwicklung so mitgestalten, dass sie wieder mit unserer Biologie harmoniert. Das erfordert jedoch eine weitere „Aufklärung", basierend auf humanistischem Denken, unter Nutzung unseres beständig wachsenden Wissens. Wie zu Zeiten Immanuel Kants gilt auch heute:

> ***„Es ist für den Einzelnen schwierig, die Unmündigkeit zu überwinden, weil sie den meisten Menschen als Normalität erscheint."***

Jeder muss selbst die richtige Balance zwischen kulturellem Fortschritt und Verantwortung für sich und seine Umwelt finden, denn jeder von uns hat eine eigene, einzigartige Geschichte und lebt in einem eigenen, einzigartigen Umfeld. Diese Suche kann aber nur erfolgreich sein, wenn alle Kräfte bekannt sind, die auf jeden von uns einwirken und uns manipulieren. Unser Problem ist, dass wir sie nicht kennen. Perfiderweise gaukeln uns unsere Gedanken die Illusion vor, dass wir sie beherrschen. Es ist genau umgekehrt. Doch im Erkennen dieser scheinbaren Ohnmacht liegt letztlich auch die Lösung unseres Problems: Wir können unseren Willen nicht frei machen von den unzähligen Einflüssen, die uns steuern, aber wir können durch Innehalten und Fragenstellen den Raum unseres Denkens verändern und erweitern – und das ist schon eine ganze Menge.

Ich habe dieses Buch primär im Hinblick auf die Problematik unseres Älterwerdens geschrieben, das vorzeitige Erkranken und Sterben durch eigentlich vermeidbare Leiden, weit vor unserer natürlichen Grenze. Als Arzt und Forscher waren es die beruflich bedingten Fragen, die mich dazu bewegten. Ich bin mir aber völlig bewusst darüber, dass die hier vorgebrachte These über die Natur des Lebens weit mehr Phänomene menschlichen Handelns erklärt, als nur unsere krankende Gesundheit. Dies ist nur ein Beginn. Unterschiedlichste wissenschaftliche Ansätze sollen uns dabei helfen, ein neues Selbst-Bewusstsein aufzubauen. Dazu gehören der Forschungszweig der Paläomedizin, die molekulare wie die klassische Genetik, die Quantenphysik und nicht zuletzt die erkenntnisreichen Untersuchungen der Kultur auf Okinawa – die Lebensweisheit der Menschen auf dieser abgelegenen Pazifikinsel hat erstaunliche Auswirkungen auf ihre Gesundheit und ihr Altern.

Aus diesen Erkenntnissen leitet sich die Methusalem-Formel im zweiten Teil des Buches ab, die wir zur strategischen Entwicklung unseres Lebens nutzen können. Ich verwende bewusst das Wort Strategie, denn es versteckt sich dahinter keine konkrete Handlungsanweisung, sondern lediglich ein generelles Vorgehen. Die taktische Umsetzung ist und muss jedem selbst überlassen sein. Dieses selbstbewusste Spielen mit dem Leben macht es überaus spannend, gibt ihm einen Sinn und macht es meines Erachtens erst lebenswert.

Die Methusalem-Formel besteht aus mehreren einzelnen Elementen, die mir wichtig erscheinen, um ein langes, gesundes und vor allem erfülltes Leben zu führen. Als Wissenschaftler bin ich mir jedoch darüber im Klaren, dass hier kein Anspruch auf Vollständigkeit erhoben werden kann. Unser

Wissen wird sich ständig weiterentwickeln, und damit auch unsere Sicht der Dinge. Dennoch bin ich der festen Überzeugung, dass das, was wir heute wissen, schon ausreichen würde, um gesund ein hohes Alter zu erreichen. Glück gehört jedoch auch dazu: In einer nicht vorherbestimmbaren Zukunft kann man nur die Wahrscheinlichkeiten verändern, aber niemals Gewissheit erzeugen. Ebenso braucht man Motivation, Dinge zu ändern, die geändert werden müssen. Dies besprechen wir im dritten Teil.

Ich bin kein Methusalem, ich bin weder hundertzwanzig Jahre alt, noch wäre ich, wenn ich so alt wäre, ein Beweis für die Thesen dieses Buches. Ich hätte vielleicht nur Glück gehabt. Sich an Einzelfällen und Anekdoten zu orientieren ist risikoreich: Ein neunzigjähriger Raucher ist kein gutes Vorbild, sondern nur ein Glücksfall. Es gibt immer Menschen, die Erfolg haben, obwohl sie wenig dafür tun, während andere, die sich bemühen, vom Pech verfolgt sind. Ich habe daher versucht, mit gesundem Menschenverstand und empirischem, auf Studien basierenden Wissen, zu relevanten Schlussfolgerungen zu kommen.

Als ich im Sommer 2008 beim Race Across America (RAAM) teilnahm, erreichte ich nach über 4830 Kilometern erfolgreich das Ziel. Im Gegensatz zu vielen Mitstreitern jedoch ohne die beim härtesten Ausdauerwettkampf der Welt üblichen körperlichen Probleme. Das war für mich in dieser Deutlichkeit sehr überraschend, da ich erst sechs Jahre zuvor mit dem Radsport begonnen hatte – mit Übergewicht und den ersten zivilisatorisch bedingten Verschleißerscheinungen.

Veteranen beschreiben das RAAM als Metapher für das Leben: Wie im normalen Leben geht es darum, nicht vor der Ziellinie das Handtuch zu werfen. Die Grundlage für meinen Erfolg war die auf die Herausforderung speziell angepasste Methusalem-Strategie, wie ich es im vierten Teil beschreibe. Dabei brach ich mit einer Tradition, weil ich die scheinbare Normalität des Leidens, für die das RAAM bisher stand, hinterfragte. Das Ziel ohne jegliche körperliche Schäden zu erreichen, wurde so auf phantastische Weise machbar. Das war zunächst ein Einzelfall, quasi eine Anekdote. Doch zwei Jahre danach habe ich das Experiment RAAM wiederholt, mit einem vergleichbaren Ergebnis. Und auch andere, die zuvor beim RAAM scheiterten, hatten mit der neuen Strategie Erfolg. Auch das Erreichen eines hohen Alters bei guter Gesundheit ist möglich. Der ultimative Beweis dafür steht noch aus, Hinweise gibt es genügend, viele davon habe ich hier zusammengetragen.

Dieses Buch habe ich nicht für wissenschaftliche Fachspezialisten geschrieben, obwohl ich sie nicht ausklammern will, es stellt vielmehr meinen eigenen Versuch dar, Fragen zu stellen und Ihnen mit meinen Antworten und mithilfe wissenschaftlicher Erkenntnisse bei Ihrem Fragenstellen behilflich zu sein. Ich habe einen Weg gesucht, trotz notwendiger Vereinfachung akkurates Wissen zu liefern. Wer tiefer in die Materie eindringen will, dem sei die weiterführende Literatur am Ende des Buches empfohlen.

Die Frage, weshalb manche Dinge so sind, wie sie sind, hat mich weit zurückgeführt, bis hin zu den Kräften, die aus Materie Leben erweckten. Die Antworten werden nicht jedem gefallen. Dies war aber auch nicht meine Absicht, es ging mir nur darum, überhaupt welche zu finden. Ob die, die ich fand, nicht nur plausibel, sondern auch korrekt sind oder zumindest in die richtige Richtung weisen, muss jeder Leser für sich selbst ergründen. Mich auf den Weg zu begeben war mein persönliches Ziel. Neue Wege durch weitere Fragen zu suchen kann unser gemeinsames Ziel werden. Wenn ich daher von „wir" oder „uns" spreche, möchte ich nicht nur Sie als Leser, sondern auch mich selbst einbeziehen – auch ich bin suchend und werde es, so hoffe ich, immer bleiben.

Noch eine letzte Anmerkung: Ich möchte mit diesem Buch niemandem zu nahe treten, weder den Anhängern eines Theismus, noch denen des Atheismus. Weder denen mit festem Glauben an die vielen Formen des Kapitalismus, noch denen, die an einen anderen -ismus glauben, zumindest nicht näher, als es die Warum-Frage verlangt: Es gibt keine schlechten Fragen, nur unbequeme. Es sind die gestellten Fragen, die uns zu dem gemacht haben, was wir heute sind. Aber noch mehr sind es die Fragen, die wir vermeiden! Manchmal sind wir aus Furcht vor unangenehmen Antworten nicht bereit, die entscheidenden Fragen zu stellen, sind entweder nicht in aller Konsequenz kritisch genug oder einfach nur aus Bequemlichkeit leichtgläubig. Ich habe mich deshalb nicht gescheut, die deutlichsten Widersprüche, die wir zu akzeptieren scheinen, zu hinterfragen. Denn gerade Ideologien mit ihren Heilsversprechen, entweder für das Diesseits oder für das Jenseits, nutzen auf perfide Weise unsere Schwächen und sind dabei äußerst erfolgreich.

Wir dürfen das Fragenstellen nicht an andere delegieren, sondern müssen uns selbst auf die Reise begeben, um die Wahrheiten zu finden, die für uns relevant sind. Im Fragenstellen verbirgt sich vermutlich der tiefere Sinn, den wir selbst unserem Leben geben müssen.

TEIL 1:

Die Evolution der Gedanken

Je weiter wir zurückschauen, desto weiter können wir nach vorne sehen.
Winston Churchill

Ein-Blick in die Vergangenheit

Unsere ersten direkten Vorfahren lebten vermutlich vor etwa fünf bis sechs Millionen Jahren. Seither wurde ihr Erbmaterial von Generation zu Generation in ununterbrochener Reihe weitergegeben, bis zu uns. Dabei veränderte sich die Erbinformation jedes Mal: zum einen durch zufällige Vermischung des elterlichen Erbguts bei der Produktion der Keimzellen und zum anderen durch zufällige Kopierfehler, die sich bei der Duplikation des Erbguts vor der Verteilung immer wieder einschleichen. Der Zufall ist ein grundlegendes Prinzip der Evolution. Es handelt sich hierbei um eine völlig andere Art des Zufalls, als wir ihn im täglichen Leben erfahren.

Gemeinhin beschreiben wir ein Ereignis dann als Zufall, wenn es uns überrascht, weil wir nicht damit gerechnet haben. Dennoch glauben wir, dass es prinzipiell berechenbar gewesen wäre, hätten wir alle Umstände gekannt, die zu dem Ereignis führten. Doch so betrachtet war es nicht wirklich eine Überraschung und damit auch kein Zufall.

Der Zufall in der Welt der kleinsten Teilchen, aus denen alles besteht, bleibt jedoch Zufall! Denn egal, wie viel Information wir über den Zustand der Welt in Erfahrung bringen mögen, es bleibt immer ein Aspekt, der uns verborgen bleiben wird. Werner Heisenberg hat dies als Unschärferelation mathematisch beschrieben. Die kleinsten Teilchen nehmen erst dann eine bestimmte Eigenschaft an, wenn man diese durch ein Experiment beobachtet und damit festlegt. Wie diese dann konkret sein wird, ist jedoch im Voraus nur mit statistischen Methoden abzuschätzen und niemals exakt vorherzubestimmen: Der Zufall ist ein integraler Zustand der Natur. Die Zukunft ist und bleibt unvorhersehbar, unberechenbar wie das Wetter. Daher gibt es auch kein Schicksal – nur rückblickend hat alles eine Ursache.

Änderungen der Erbinformation treten ebenso nur mit einer gewissen Wahrscheinlichkeit ein, sind im Einzelfall nicht vorhersehbar. Diese Unbestimmtheit entspricht in gewisser Weise der des atomaren Zerfalls radioaktiver Elemente. Man kennt zwar exakt die Zeit, in der die Hälfte aller Atome zerfällt, kann aber niemals vorhersagen, welches das nächste Atom sein wird. Dieser Zufallscharakter der Welt im Kleinen, wie ihn die Quantenphysiker beschreiben, hat fundamentale Auswirkungen auf unser Selbstverständnis. Er fordert ein Umdenken, weil wir in unserem Leben in allen Vorgängen Ursachen zu erkennen glauben. So sind wir erzogen. Wir planen und wollen vorhersagbare Wirkungen erreichen. So ist es für uns unverständlich, dass die Kräfte, die dem Leben die entscheidenden Impulse geben, sich nicht kausal verhalten sollen. Aber die Variationen von Genen sind nicht vorhersehbar und damit erst recht nicht zielgerichtet.

Manchmal lösen zufällige Variationen im Erbgut, wie Tippfehler im jeweiligen Buch des Lebens, viel Leid aus, wenn genetisch bedingte Krankheiten in Familien auftreten. Nur in seltenen Fällen sind Mutationen ein Vorteil für den zukünftigen Träger. Solche Glückstreffer sind der Motor der Evolution: So erlaubte eine zufällige Mutation, die schon in der frühen Menschheitsgeschichte auftrat, wertvolles Eisen aus der Nahrung besser zu verwerten. Diese Mutation führte zur Produktion eines etwas veränderten Proteinmoleküls, das Nahrungseisen effizienter durch die Darmwand schleusen konnte. Die Folge: Frauen mit solch einer Mutation im Erbgut litten weniger häufig an Blutarmut, da die durch Geburten und Menstruation bedingten Blut- und Eisenverluste effektiver durch die Nahrung ausgeglichen werden konnten. Dies wurde zu einem Überlebensvorteil für die gesamte Sippe, wodurch diese Variante des Erbguts in einem Teil der Menschheit überlebte und über Jahrmillionen konserviert wurde – bis in unsere Zeit.

Fleischprodukte und damit Eisen in der Nahrung sind in der heutigen Zeit jedoch keine Mangelware mehr. Was damals ein Vorteil war, ist heute ein Nachteil: Eine zu hohe Aufnahme an Eisen aus der Nahrung kann schwere Schädigungen innerer Organe bewirken. Dies betrifft nun insbesondere die Menschen, die Träger der ursprünglich vorteilhaften Mutation sind. Ein Todesfall in unserer Familie machte uns dies schmerzhaft bewusst – und hat mein Interesse am Wechselspiel zwischen Evolution, Medizin und kultureller Entwicklung geweckt.

Macht man sich den Zufallscharakter bei der Entstehung und Entwicklung dessen, was wir als Leben bezeichnen, bewusst, ist das Wort „Glück" kein ausreichend würdigender Ausdruck für die Tatsache (und da stimmen Sie mir sicher zu), dass Sie hier nun meine Ausführungen lesen können (und ich sie verfassen durfte): Wir sind Teil einer ununterbrochenen Erbfolge, die zwar vor Millionen von Jahren mit dem Urmenschen begann, aber schon mehrere Milliarden Jahre, bis hin zum ersten Buchstaben genetischer Wortfindung, zurückreicht.

Das Lebensprinzip auf der Basis sich selbst vervielfältigender Information begann bei der zufälligen Entstehung einer chemischen Struktur im Labor unseres bis dahin unbelebten Planeten. Diese besaß die Eigenschaft, sich selbst zu duplizieren: Information und Reproduktionsmaschinerie, vereint in einem Molekül. Von dieser ersten Information, entstanden aus einer unvorstellbar großen Zahl von zufälligen, chemischen Versuchen, führt eine direkte, niemals unterbrochene Linie der Datenübermittlung über bakterienähnliche Einzeller und zunehmend komplexere Organismen bis zu uns. Das könnte man als unglaubliches Glück bezeichnen! Oder auch nicht, denn jeglicher Ausgang dieser langen, über Jahrmilliarden reichenden Kette könnte retrospektiv als Glück betrachtet werden, auch alle möglichen Entwicklungen, die nicht zufälligerweise uns hervorbrachten. Allerdings wäre in diesen Fällen vielleicht niemand da, der einen alternativen Ausgang egozentrisch als Glück bewerten würde. Es ist ja nicht so, dass rein objektiv die Entwicklung, die Sie und mich schuf, als besser erachtet werden kann als eine andere – rein subjektiv natürlich schon. Glück wäre es jedoch gewesen, wenn jemand vor etwa vier Milliarden Jahren gewettet hätte, dass es Sie und mich geben würde. Der Zufall ist Teil unserer physikalischen Realität.

Die Evolution arbeitet also nicht zielgerichtet, nicht teleologisch, wie es Aristoteles vermutete. Es sieht für uns nur so aus, weil auf uns die belebte Natur wie perfekt geplant wirkt. Ihre Produkte erscheinen so vollkommen, weil nur das am jeweiligen Ort zur jeweiligen Zeit genetisch am besten Angepasste dem gnadenlosen Selektionsdruck standhält. Ständig führen neue Kopierfehler zu genetischen Varianten in einem gigantischen, seit Milliarden Jahren fortwährenden Experiment: Sämtliche Fehlversuche, die „Schlechten", werden verworfen. „Gut" und „schlecht" sind jedoch wertende Begriffe und hier völlig fehl am Platz. Die Natur folgt keinen moralischen Prinzipien. Eine neutralere Sicht wäre es, von mehr oder weniger effizienter Vervielfältigung zu sprechen. Nur die Information, die sich am effizientesten vervielfältigt, überlebt und dominiert.

Seit der Zeit der Urmenschen wurden wir Schritt für Schritt, in etwa einer halben Million sukzessiver Generationen, verändert und selektiert, bis die Symbiose mit unserem Lebensraum nahezu perfekt war. Erst wenn sich die Umwelt wieder ändert und sich der Selektionsdruck erhöht, können zufällige Variationen der genetischen Information zu einem Überlebensvorteil werden. Die Umwelt ist ebenso entscheidend für evolutionäre Veränderung. Mutationen reichen nicht aus.

Vieles, was der Urmensch noch entbehren musste, ist heute im Überfluss vorhanden. Vieles, auf das wir durch ihn genetisch eingerichtet sind, wird aber nicht mehr in ausreichendem Maße angeboten. Evolvieren wir weiter, passen wir uns genetisch an unser neues Umfeld an, das sich immer schneller verändert? Trotz der Logik des oben Gesagten ist die überraschende Antwort ein klares Nein. Obwohl wir selbst durch die kulturelle Entwicklung die Umwelt drastisch verändern, reduzieren wir gleichzeitig deren Selektionsdruck auf unser Erbgut auf ebenso drastische Weise – und das hat enorme Konsequenzen.

Der Fischer und Sammler lebt in uns weiter

Von den Anfängen der Menschheit bis vor etwa acht- bis zehntausend Jahren hatte die Natur die Zeit von etwa einer halben Million Generationen, um uns zum Fischer und Sammler zu optimieren. Nur eine verschwindend kurze Zeitspanne von geschätzten fünfhundert Generationen ist vergangen, seit wir unsere Nahrungsgewinnung fundamental änderten. Vom Jagen und Sammeln stellten wir auf Ackerbau und Viehzucht um: Wir wurden zum sesshaften Agrarier.

Dieser Wandel betraf neben der Qualität der Nahrung auch entscheidend deren Quantität: Neben Beeren, Nüssen, wildem Gemüse und mit etwas Jagdglück Fleisch von Wildtieren, standen uns nach und nach Getreideprodukte sowie Fleisch und Milch von domestizierten Tieren zur Verfügung. Rasant vollzog sich eine der letzten wesentlichen genetischen Anpassungen: die Befähigung des Agrariers, Milchzucker auch als Erwachsener verwerten zu können. In Afrika, der Wiege der Menschheit, ist auch heute noch die so genannte Laktoseintoleranz ein großes Problem, sie ist hingegen in Europa und im Nahen Osten, wo Viehzucht schon früh Milchprodukte lieferte, sehr selten. Eine einzige Mutation sorgte dafür, dass die Träger dieser Variante über die Säuglingszeit hinaus Milchzucker beschwerdefrei nutzen können. Die Fähigkeit zur Verwertung von Milchprodukten war ein Selektionsvorteil.

Zum ersten Mal in der Menschheitsgeschichte wurde Nahrung selbst produziert, konnte der Ertrag skaliert werden. Von Missernten abgesehen war Nahrung nun in ausreichender und berechenbarer Menge vorhanden. Dies bedeutet im Umkehrschluss, dass der Energieaufwand, die Arbeit, um den Energiebedarf zu decken, reduziert und damit Zeit für andere Beschäftigungen gewonnen wurde. Dies hatte Konsequenzen, deren Tragweite erst in unserer Zeit in ihrem vollen Ausmaß zu erkennen ist.

Nahrung konnte gelagert werden und wurde zum Zahlungsmittel für Produkte aller Art. Es entstand eine Frühform des Kapitalismus. Neben dem Metallhandwerk, der Tierzucht, der Töpferei und vielen anderen praktischen Berufen, konnte sich auch das Kriegshandwerk spezialisieren. Damit dominierte die Kultur des Agrariers über die des Fischers und Sammlers. Die Entwicklung erlaubte es auch, sich mit der eigenen Verwaltung zu beschäftigen. Nun war es nicht mehr weit bis zur Entstehung der Schrift.

Waren für hunderttausende von Generationen noch die Stammesältesten und Heiler einer Sippe die Hüter des Wissens- und Erfahrungsschatzes, so konnte Wissen nun in schriftlicher Form festgehalten, weitergegeben und vermehrt werden – weit besser als es mithilfe des Gedächtnisses jemals möglich gewesen wäre. Diese Entwicklung hatte viele Vorteile, auch wenn zunehmend nur die Information überlebte, die dokumentiert wurde. Sie erlaubte immer exaktere Vorhersagen jährlich wiederkehrender Ereignisse in der Natur, was für Ackerbau und Viehzucht von enormer Bedeutung war. Es entstanden auch die ersten dokumentierten Überlieferungen spiritueller Mythen, die das Leben der Sippe beeinflussten, sowie Regelwerke des Zusammenlebens. Nach und nach ging so die Bedeutung des Stammesältesten verloren.

Mit der kulturellen und technischen Entwicklung nahm der Selektionsdruck immer mehr ab, den eine noch weitgehend unbeherrschte Natur auf die frühe Menschheit über Jahrmillionen ausgeübt hatte. Die immer reichlicher produzierte Nahrungsenergie half kranken und schwächeren Mitgliedern der Sippe zu überleben: Wer eine Kuh melken konnte oder die Schrift beherrschte, der brauchte weder in gefährlichem Terrain zu jagen noch Nahrung zu sammeln. So behielt er seine Existenzberechtigung und überlebte im Sozialverband.

Der Fischer und Sammler war bestens gerüstet, mit der neuen Lebensweise des Agrariers zurechtzukommen, sobald sich sein Erbgut an die lebenslange Milchquelle aus der Viehzucht adaptiert hatte. Eingestellt auf viel Bewegung, um relativ wenig Nahrung zu sammeln oder zu erjagen, wurde die zunehmende Effizienz im Rahmen der kulturell-technischen Entwicklung jedoch zum Nachteil. Es gab keine weitere, grundlegende genetische Anpassung. Zwar kann man sicher sein, dass es bei den heute etwa sieben Milliarden Menschen immer zu genetischen Variationen kommt, die dem jeweiligen Träger einen Vorteil gegenüber dem Rest der Menschheit bescheren. Menschen mit solchen Veränderungen in ihrem Erbgut mögen vielleicht etwas klüger sein, eventuell etwas schneller laufen können oder einfach einen besseren Stoffwechsel haben, der sie vor Fettsucht schützt. Aber wie soll sich dieser Zufall im Erbgut eines Einzelnen auf die gesamte Menschheit auswirken, wenn – zum Glück – keine Auslese mehr stattfindet?

Ein Gedankenexperiment: Inzwischen wäre es ein Vorteil, würde sich die Menschheit an eine vitaminarme, üppige Fast-Food-Kost anpassen. Auch ein chronischer Mangel an Bewegung sollte dabei keinerlei gesundheitsschädliche Auswirkungen haben. Mutationen, die solche Anpassungen hervorrufen, kann es theoretisch geben. Der ganze Rest der Menschheit, genetisch noch Fischer und Sammler, würde jedoch nach wie vor sein im Vergleich nachteiliges Erbgut effizient weiter vererben, da die vielen, konsumbedingten medizinischen Probleme sich meist erst in der zweiten Lebenshälfte einstellen. Daher würde sich das an die Gewohnheiten der heutigen Konsumgesellschaft angepasste Erbgut eines, nennen wir ihn Homo hamburgensis (aufgrund seiner bevorzugten Nahrung), nicht durchsetzen. Erst, wenn die gesundheitlichen Folgen der modernen Lebensweise auch im wörtlichen Sinn so schwerwiegend würden, dass wir nicht mehr zeugungsfähig wären, würde es zu einer derartigen evolutionären Entwicklung kommen.

Eine der letzten großen genetischen Anpassungen wurde durch das Domestizieren von Wildtieren und das dadurch engere Zusammenleben von Mensch und Tier ausgelöst. Durch die Übertragung von Krankheitserregern vom Tier auf den Menschen kam es zu breitflächigen Infektionen, häufig mit tödlichem Ausgang. So war genügend Selektionsdruck vorhanden, um genetische Varianten zu favorisieren, die entweder eine natürliche Resistenz oder einen abgeschwächten Krankheitsverlauf bedingten. Auch die durch Ratten in mittelalterlichen Städten übertragene Pest führte zu einem Massensterben und zur Selektion einer genetischen Variante, die interessanterweise heute auch HIV-Infizierten weitgehend Immunität gegen den Ausbruch von AIDS gewährt. Ob es tatsächlich die Pest war, oder, wie manche Forscher auch vermuten, eher eine Krankheit, die durch ein dem Ebola-Erreger ähnliches Virus verursacht wurde und die man fälschlicherweise für die bakterielle Pest hielt, ist noch offen. Sicher ist jedoch, dass, bevor der Schwarze Tod in Europa grassierte, nur einer von zwanzigtausend Menschen eine zufällige genetische Variante besaß, die ihn davor bewahrte – und die einige hundert Jahre später zufälligerweise auch vor einer AIDS-Erkrankung schützt. Nach dem mittelalterlichen Schwarzen Tod stieg der Anteil der schützenden Variante in der Bevölkerung auf etwa zehn Prozent: natürliche Selektion.

Um ebenso entscheidend die Genverteilung der Menschheit zu beeinflussen, müsste AIDS bei den noch nicht Resistenten tödliche Folgen haben, wie einst der Schwarze Tod. Dadurch könnte die Häufigkeit der schützenden Genvariante in der überlebenden Bevölkerung sogar auf 100 Prozent ansteigen. Aber dies wird nicht passieren: Wirkungsvolle Medikamente, gepaart mit Aufklärung und Schutz, werden dieses Horrorszenario abwenden. Somit wird unser Fortschritt eine mögliche genetische

Entwicklung hin zu einer HIV-resistenten Menschheit verhindern. Damit haben wir kein Problem – ein Problem haben wir nur dann, wenn der Fortschritt uns schadet.

Interessanterweise versucht die Katholische Kirche zu verhindern, dass sich die Menschen schützen, was AIDS tatsächlich zu einer nicht eindämmbaren Pandemie machen würde. Am Welt-AIDS-Tag 2010 bedankte sich ein verzweifelter, HIV-infizierter Familienvater aus Kenia beim Papst, dass er aufgrund einer damals angekündigten Lockerung des Kondom-Bannes hoffen konnte, wieder eine normale Ehe mit seiner gesunden Frau führen zu können. Er wollte nicht riskieren, sie mit der tödlichen Krankheit zu infizieren. Sein lokaler Priester widersprach aufs Heftigste, er sah die unfehlbaren Worte des Papstes falsch interpretiert. Wie viel Unheil entsteht, wenn man blind Dogmen folgt, die mit Fegefeuer und Exkommunikation drohen, und nicht seinem Verstand? So könnte es tatsächlich zu einer natürlichen Selektion AIDS-resistenter Menschen kommen, würden wir noch alle im unaufgeklärten Mittelalter leben.

Damals half die Kirche unwissentlich mit, die Pest zu verbreiten, indem sie während der grassierenden Epidemien zum Beten in die Kirchen aufrief und damit erst recht zur Ausbreitung des Erregers beitrug, selbst wenn Weihrauch eine desinfizierende Wirkung nachgesagt wird. Dies zeigt, dass Unwissenheit schädlich ist. Die Entwicklung nützlichen Wissens zu verhindern oder aufgrund von Doktrinen nicht zu nutzen, ist unverzeihlich.

Zusammenfassend lässt sich sagen: Ein Überschuss an Energieproduktion durch Ackerbau und Viehzucht ermöglichte erst im letzten Tausendstel der Menschheitsgeschichte eine geistig-kulturelle Entwicklung, die unsere weitere genetische Anpassung weitgehend beendete. Und genau hierin liegt das fundamentale Problem, vor dem wir nun stehen: Wir sind genetisch nicht mehr an unsere heutige Lebensweise angepasst. Biologisch gesehen sind wir noch der Fischer und Sammler von einst, und wir werden es vermutlich auch bleiben, weil es hoffentlich keinen Selektionsdruck mehr geben wird, der dies ändern würde. Was wir beeinflussen können, um Körper und Geist wieder in Einklang zu bringen, sind unsere persönliche und unsere kulturelle Entwicklung.

Von der Keilschrift zum World Wide Web im Zeitraffer

Höhlenmalerei und Funde ritueller Gegenstände weisen auf eine frühe kulturelle Entwicklung hin, die es schon Jahrtausende vor dem Ackerbau und der Viehzucht gab. Aber erst die durch die Agrarwirtschaft erzeugten Überschüsse an Nahrungsenergie beschleunigten eine geistig-kulturelle, also memetische Evolution. Gehen wir von einer Generationszeit von etwa fünfzehn bis zwanzig Jahren aus, dann vergingen von der Entstehung der Keilschrift bis zum Buchdruck nur wenige hundert Generationen, und von da an nur noch dreißig weitere bis zum World Wide Web.

Wir befinden uns heute in der Phase exponentiellen Datenwachstums, im Informationszeitalter. Die stetig zunehmende Geschwindigkeit, mit der sich Daten – aber nicht unbedingt sinnvolles Wissen – vermehren, lässt uns oft vergeblich Orientierung suchen und kaum noch Zeit finden, um innezuhalten und über unser Leben nachzudenken. Das ist paradox! Die zunehmende Effizienz, die uns durch moderne Erfindungen gewährt wird, soll uns schließlich dazu dienen, mehr Zeit für ein selbstbestimmtes Leben zu haben. Stattdessen geht es uns wie Goethes Zauberlehrling: Die Kräfte, von denen wir bisher glaubten, wir hätten sie selbst entfesselt, können wir nicht mehr bändigen. Das rüttelt an unserem Selbstverständnis. Doch das ist gut so, denn nur durch eine Sinnkrise sind wir vielleicht bereit, uns tatsächlich neu zu besinnen, um zu erkennen, dass wir bisher nicht die treibende Kraft hinter dieser Entwicklung gewesen sind. Wir sind die Opfer und nicht die Täter. Wir sind, so meine These, weitaus weniger für die zunehmende Zerstörung unserer Gesundheit und unseres Lebensraumes verantwortlich, als wir annehmen. Allerdings gilt dies nur so lange, wie wir glauben, frei über unser Schicksal bestimmen zu können. Sobald wir jedoch verstehen, welche Kräfte unseren Willen beeinflussen und uns unser Verhalten aufzwingen, öffnet sich uns ein Weg alternativer Denkmuster und Handlungen.

Zurück in die Zukunft?

Der Fortschritt hat seine guten Seiten, aber er hat auch einiges so verändert, dass wir das, was wir heute zu leisten imstande sind, zum Teil leisten müssen, um die Probleme zu lösen, die dieser Fortschritt erst verursacht hat. Dennoch würde kaum jemand ernsthaft in der Vergangenheit leben wollen, selbst wenn uns einige ältere Menschen immer wieder erzählen, dass früher alles besser war. Dass ihnen dies so vorkommt, liegt meist nur an der lebensnotwendigen Selektivität menschlicher Erinnerungsfähigkeit, die uns hilft, unschöne Erlebnisse auszublenden. Bei objektiver Betrachtung war die „gute alte Zeit" jedoch meistens gar nicht so gut.

In der Entwicklung vom Fischer und Sammler zum Agrarier geschah viel Positives. So erlaubte uns ein Überschuss in der Nahrungsproduktion eine kulturelle Entwicklung, die uns mehr und mehr vor den vielen Gefahren der Natur schützt. Aber sind wir zum Beispiel gegenüber den wenigen, heute noch natürlich lebenden Aborigines wirklich im Vorteil, wenn man das Leben in seiner Gesamtheit betrachtet? Ich spreche dabei hauptsächlich von innerer Zufriedenheit als Maßstab für ein erfülltes Leben. Auch vermeintlich positive Entwicklungen sollten kritisch hinterfragt werden: Welche Nachteile haben wir uns für sie eingehandelt?

Betrachten wir dazu das Phänomen Zeit. Versetzen wir uns für einen Moment in einen Jäger, der sich leise und ruhig seiner Beute nähert. Zeit hört für ihn auf zu existieren. Versetzen wir uns in seine Frau, die durch eine Busch- und Steppenlandschaft geht, Früchte, Nüsse und Kräuter sammelnd. Beide hetzen nicht. Sie nehmen sich die Zeit, die sie brauchen. Zu große Hektik, und das Beutetier würde fliehen, eine nahrhafte Frucht übersehen werden. Außerdem würde sich dadurch der Energiebedarf erhöhen und müsste mühsam wieder gedeckt werden.

Betrachten wir den Menschen in der modernen, westlich geprägten Kultur, so sehen wir häufig einen übergewichtigen und gestressten Menschen, der in seiner zweiten Lebenshälfte durch teure und hochtechnisierte Medizin am Leben erhalten wird, bis er endlich von seinen körperlichen Leiden erlöst wird, lange bevor er seine mögliche Lebenserwartung ausgeschöpft hat. Fast im selben Maß, in dem die Lebenserwartung steigt, nehmen auch die Leidensjahre zu. Etwa die Hälfte der Menschen, die ein für westliche Verhältnisse hohes Alter erreichen, leiden an Demenz. Immer häufiger infolge einer Alzheimer-Erkrankung oder wegen einer chronischen Gefäßschädigung, der wiederum eine meist lebenslange Stoffwechselstörung zugrunde liegt. Wobei nicht der Stoffwechsel das primäre Problem darstellt, sondern das, was wir ihm zumuten.

Viele Menschen verbringen ihre Zeit in ständiger Hektik, obwohl wir die Energiekosten für den Bedarf von etwa zweitausend Kalorien täglich, beispielsweise in Form eines Pfundes Nudeln oder Brot, selbst bei einem Mindestlohn von wenigen Euro, schon in wenigen Minuten erwirtschaften können. Ein Fischer und Sammler war oft einen ganzen Tag für diese Energiemenge unterwegs, und sie war dazu noch reich an vielen essentiellen Mikronährstoffen, die unserer meist stark prozessierten Nahrung oft fehlen. Sicher, unser Leben ist teurer als ein Pfund Pasta: Kosten für Wohnung, Kranken- und Rentenversicherung fallen an – allerdings auch viele Ausgaben für moderne technische Spielereien, kurzfristige Modetrends und anderes mehr, manchmal einfach nur, um „in" zu sein. Wir glauben, mehr wollen zu müssen. Trotz enormer Produktivität dreht sich unser Hamsterrad immer schneller. Ein Maß dafür ist das Bruttoinlandsprodukt, kurz BIP genannt. Das muss wachsen, weil wir ständig effizienter produzieren. Würde das BIP stagnieren, würde die Nachfrage nach immer neuen Produkten nicht ständig steigen, wäre eine Massenarbeitslosigkeit die logische Konsequenz – oder jeder Einzelne hätte tatsächlich einfach mehr Zeit. Ein steigendes BIP steht für Wohlstand, soziale Sicherheit, ist also auf den ersten Blick gut. Aber stimmt das wirklich?

Da die Zunahme der Effizienz nicht immer mit einer Verringerung der Arbeitsintensität einhergeht, fordern inzwischen einige Ökonomen und Politiker ein anderes Maß für die Definition von Wohlstand. Der prozentuale Anstieg des BIP kann es nicht sein: Er misst weder, wie es uns mental oder körperlich geht, noch inwieweit wir unseren Lebensraum zerstören oder erhalten. Der Kapitalismus, wie er weltweit praktiziert wird, fußt auf diesem BIP-Denken – und auf der Macht des Geldes: Darwinismus auf der Ebene des Kapitals. Diese Wirtschaftsform setzte sich als Ideologie deshalb durch, weil der geschaffene Mehrwert zu weiteren Investitionen in Innovationskraft und Produktivität führt, mit der Folge ungezügelter Vermehrung von Information, dem entscheidenden Faktor im Kampf der Ideologien um ihr Überleben.

Ein kurzes Beispiel aus meinem eigenen beruflichen Werdegang illustriert, wie rasant die Entwicklung in manchen Bereichen voranschreitet. Anfang der achtziger Jahre wurden noch in mühevoller Kleinarbeit die Ursachen genetisch bedingter Krankheiten identifiziert. Etwa fünfzig Wissenschaftler arbeiteten damals über zehn Jahre, um die ursächliche Mutation im Erbgut der betroffenen Familien zu entdecken. Insgesamt waren dies über 500 Wissenschaftlerjahre. Mit Methoden, die wir durch die Kombination eigener und fremder Innovationen entwickelten, reduzierte sich der Arbeitsaufwand auf ein einziges Wissenschaftlerjahr – um den Faktor 500! Diese Produktionssteigerung war der Startschuss für eine Biotech-Firma, die ich acht Jahre lang leitete. Von einigen unserer Forschungsarbeiten werde ich im weiteren Verlauf berichten, da sie zum besseren Verständnis meiner Überlegungen beitragen.

Diese enorme Beschleunigung im biomedizinischen Erkenntnisgewinn veranschaulicht zugleich, wie unsere Marktwirtschaft funktioniert. Naiv könnte man annehmen, dass man sich nach einem Jahr erfolgreicher Forschung die weiteren 499 Jahre hätte freinehmen können, man hat ja die Arbeit von 500 Wissenschaftlerjahren geleistet. Aber weit gefehlt: Die neugewonnene Effizienz wurde sofort zum Standard, und der Marktwert für die Entschlüsselung einer Erbkrankheit fiel um (fast) denselben Faktor. Aus der Sicht des Informationsgewinns stellt dies jedoch einen Fortschritt dar: In kürzerer Zeit wird mehr Information generiert. Auch für den Wissenschaftler ist das zunächst sehr begeisternd. Aber ist darin nur Positives zu sehen? Er bekommt beispielsweise weder ein höheres Gehalt, noch sieht er seine Familie häufiger. Im Gegenteil, er muss nun mehr Information in derselben Zeit verarbeiten: Die Belastung nimmt zu, nicht ab.

Um aber kein Missverständnis aufkommen zu lassen: Es geht mir nicht darum, unseren Fortschritt zu verteufeln. Im Gegenteil, ich will nur hinterfragen, wohin wir damit schreiten und ob es nicht einen alternativen Weg gibt, wie wir die Erfolge in der Produktivitätssteigerung zu Erfolgen in Bezug auf ein langfristig gesünderes und zufriedeneres Leben machen können. Zu

Erfolgen, die eben nicht nur in einem zunehmenden BIP zu messen sind. Es geht nicht um Quantität, sondern um Qualität.

Zwar steigt die Lebenserwartung der Bevölkerung westlicher Industrienationen stetig an. Die Gründe dafür sind unter anderem die Reduktion der Kindersterblichkeit, die Entdeckung von Antibiotika und eine gute Akutmedizin: Aber wir waren auch noch nie so lange (chronisch) krank wie in der heutigen Zeit. Man könnte behaupten, wir werden nur älter, um länger krank zu sein. So sagen führende Alzheimer-Forscher voraus, dass jeder Dritte diese Krankheit bekommen wird, wenn er nur alt genug wird, um sie zu erleben. Weit über 50 Prozent von uns werden jedoch vorher, und meines Erachtens völlig unnötig, an Herz-Kreislauf-Versagen sterben. Zivilisationskrankheiten wie Diabetes mellitus, Arteriosklerose, viele Formen der Demenz und der Depression sowie Allergien und die häufigsten Krebsarten resultieren aus der Art und Weise, in der sich unsere Kultur von unserer Biologie entfernt hat. Warum diese Entwicklung unweigerlich so verlief, lässt sich rückblickend durch eine alternative Theorie des Lebens erklären, die ich im nächsten Kapitel darstellen möchte. Sie liefert neue Denkansätze, wie wir dieser Fehlentwicklung entgegensteuern können, aber auch eine Erklärung, warum wir bis jetzt davon abgehalten worden sind. Doch zunächst stellt sich, da wir körperlich nicht an die moderne Konsumgesellschaft angepasst sind und es in absehbarer Zeit auch nicht sein werden, die interessante Frage: Hat unsere Kultur Einfluss auf unsere geistigen Kapazitäten? Ich denke, Sie kennen die Antwort schon.

Macht ein Leben im Informationszeitalter klüger?

Unsere kulturelle Entwicklung begann vermutlich schon in der frühsten Phase der Menschwerdung, wie dies die kürzlich in Äthiopien identifizierten Knochen von *Ardipithecus ramidus*, kurz „Ardi" genannt, zu belegen scheinen. Er ist bislang einer der ältesten Funde unserer Frühgeschichte. Seine über vier Millionen Jahre alten Überreste legen nahe, dass Ardi sich nicht aufgrund eines überlegenen Körperbaus seiner Feinde erwehren konnte, sondern ihn schon damals der Gemeinschaftssinn vor Gefahren schützte. Ardi war sehr wahrscheinlich ein recht soziales Wesen. So lässt sein Skelett einige Wissenschaftler erahnen, weshalb der Mensch begann, aufrecht zu gehen: Da er seine Hände beim aufrechten Gang frei hatte, war es ihm möglich, Nahrung zu seiner Familie zu tragen.

Seine Schädelhöhle war noch recht klein. Jüngere Skelette zeigen, dass seit Ardi die genetische Evolution zum intelligenteren Wesen mit zunehmend größerem Gehirnvolumen unaufhaltsam voranschritt: Geistige und soziale Entwicklung gingen Hand in Hand, Teamgeist und Kommunikationsfähigkeit erwiesen sich als Selektionsvorteil.

Einige Millionen Jahre später war mit der Entstehung der abstrakten Schriftsprache in der Kultur des Ackerbauers und Viehzüchters lebenswichtiges Wissen nicht mehr auf direkte Kommunikation oder auf symbolische Bildsprache angewiesen und somit die Informationsentwicklung nicht mehr auf die Gehirnkapazität des Menschen beschränkt: Wissen konnte von da an sehr effizient außerhalb unseres Gehirns gespeichert werden. Das reduzierte vermutlich den Selektionsdruck auf die Weiterentwicklung des menschlichen Gehirns.

Wir werden mit großer Wahrscheinlichkeit nicht klüger geboren als der steinzeitliche Fischer und Sammler. Heute verfügen wir lediglich über ein anderes Wissen, da die kulturelle Entwicklung weiter voranschritt: Ein in der Steinzeit geborenes, in die heutige Zeit versetztes Kind würde vermutlich ebenso den Satz des Pythagoras begreifen wie ein Kind der Neuzeit. Mit großer Wahrscheinlichkeit werden wir durch Veränderung unseres Erbguts auch in Zukunft nicht mehr intelligenter, weil es glücklicherweise für eine solche Weiterentwicklung unserer Gehirnkapazität keine Selektion geben dürfte.

Die einzige Möglichkeit, den durchschnittlichen IQ weltweit zu verbessern, kann meines Erachtens nur darin bestehen, dass wir weltweit eine bessere frühkindliche Förderung ermöglichen und für eine ausgewogene und ausreichende Ernährung sorgen.

Unsere kulturelle Evolution beendete während der letzten nicht einmal fünfhundert Generationen eine genetische Entwicklung, die uns schon als *Homo sapiens* über eine halbe Million Generationen für ein

Leben im Einklang mit der Natur optimiert hatte: Mit uns ist der Jäger und Sammler bzw. der Fischer und Sammler im Informationszeitalter angekommen. Unser Gehirn hat sich seither so wenig weiterentwickelt wie unser Körper, der dem heutigen Lebensstil nicht angepasst ist und sich auch nicht anpassen wird. Dies erklärt die dramatische Zunahme an Zivilisationskrankheiten, an denen wir viele Jahre zu früh sterben. Ursächlich dafür ist aber auch ein Missverständnis der Rolle, die wir spielen und des Sinnes, den wir in unserem Leben sehen. Dies sorgt auch für eine dramatische Zunahme an Hunger und Armut auf unserem Planeten. Trotz umfangreichen Wissens geht es uns um einiges schlechter, als es uns gehen könnte. Trotz gut gemeinter Kampagnen der Gesundheitsministerien, stetig steigender Kosten der „Krankheitsindustrie" und unzähliger Selbsthilfegruppen nehmen Zahl und Ausmaß der lebensverkürzenden Zivilisationskrankheiten weiter zu. Wir müssen und wir können auch andere Wege gehen.

Information – das Lebensprinzip?

Im Anfang war das Wort, und das Wort war bei Gott, und Gott war das Wort. Dieses war im Anfang bei Gott. Alles ist durch das Wort geworden, und ohne das Wort wurde nichts, was geworden ist. In ihm war das Leben, und das Leben war das Licht der Menschen.

Joh. 1,1–4

Das erste Wort

Erstaunlicherweise hätte kein Molekulargenetiker besser formulieren können, was in den ersten Zeilen des Johannes-Evangeliums zu lesen ist. Die biblische Beschreibung des „anfänglichen Wortes“ klärt auf wunderbare Weise ein sehr altes Rätsel, nämlich das der primären Existenz von Huhn oder Ei. Was zuerst da war, ist eng mit der Frage nach dem Lebensprinzip verknüpft, und damit auch ultimativ mit der nach dem Sinn des Lebens. Aber was verstehen wir eigentlich unter Leben? Die klischeehafte Antwort darauf wäre vielleicht ein lachendes Kind, ein Baum im Wind oder auch ein eierlegendes Huhn. Wo immer man auch hinsieht, Leben präsentiert sich in Form lebender Organismen. Das klingt erst einmal wie ein Ringschluss. Das Lebensprinzip zeichnet sich durch das aus, was Lebewesen tun: leben.

Es gibt jedoch eine alternative, nicht weniger akzeptable Betrachtungsweise. Bei dieser beruht das Lebensprinzip einzig auf Information, das heißt auf ihrer inhärenten Eigenschaft, sich zu vervielfältigen, wie beispielsweise die genetische Information im Ei eines Huhnes. Das Huhn ist bei dieser Betrachtung nur Mittel zum Zweck, genetische Information effizient zu vermehren. Das Ei liefert sowohl die Information für den Bauplan des Huhnes als auch die Instruktionen für dessen Triebe und Verhalten, damit die Produktion weiterer Eier, das heißt die Vervielfältigung der genetischen Information, optimiert verläuft. Richard Dawkins hat in seinem Buch „Das egoistische Gen" diese auf uns zunächst befremdlich wirkende Theorie formuliert, die unserer Beobachtung und unserem bisherigen Verständnis der belebten Welt entgegenzulaufen scheint. Deshalb ist sie aber nicht falsch. Und sie wird sofort verständlicher, wenn wir die Entwicklungsgeschichte sich selbst vermehrender Information betrachten.

In der chemischen „Hexenküche" unseres frühen Planeten vor etwa vier Milliarden Jahren gab es sicherlich keine Eier legenden Hühner. Stattdessen entstanden aus einfachen chemischen Molekülen ständig komplexere Formen. Irgendwann, vermutlich rein zufällig – es sei denn, wir lassen hier einen Designer wirken –, war eines dieser Moleküle dazu befähigt, sich selbst zu kopieren, indem es einfachere chemische Moleküle als Bausteine nutzte. Damit war eine sich selbst vervielfältigende Informationseinheit geboren: das erste „lebendige Wort".

Dieses Wort mag noch nicht viel Information in sich getragen haben, es war aber ausreichend, um sich weiter zu vermehren. Bei der Erstellung fehlerhafter Kopien entstanden immer neue Variationen dieser sich selbst vermehrenden Moleküle. Dies führte zu unterschiedlichen Worten mit teils immer längeren Buchstabenketten, zusammengesetzt aus vier verschiedenen Buchstaben, wie wir sie heute in allen Organismen finden. Die Genetik benutzt die Buchstaben A, C, T und G, um diese chemischen Bausteine zu bezeichnen. Die Worte selbst werden Gene genannt, die gebundenen Bücher sind die Chromosomen, die Zellen mancher Organsimen beinhalten ganze Bibliotheken – so auch das Hühnerei.

Etwas Unglaubliches war passiert: In einer informationslosen Welt war eine chemisch codierte Form von Information entstanden, die sich selbst vermehren konnte, völlig ohne gezielte äußere Einwirkung. Der kleine „Wortfetzen" vervielfältigte sich zunächst noch ohne einen ihn umgebenden Organismus und war deshalb den zerstörenden Kräften der Umwelt wie Hitze, Kälte und Strahlung jeglicher Art hilflos ausgeliefert. Dennoch war der Vorgang der Vervielfältigung dieser Struktur schon eine einfache Form der Vererbung, auch wenn noch kein lebender Organismus zwischengeschaltet war. Die Struktur verfolgte nur einen inhärenten Selbstzweck: sich zu vermehren und dabei immer komplexer zu werden. Hätte sie nicht diese fundamentale Eigenschaft besessen, hätte sich das, was wir heute als Leben bezeichnen, nie entwickelt. Sicherlich wirkt das auf den ersten Blick wie ein gigantischer Zufall. Wenn man jedoch bedenkt, dass auf unserem Planeten über einen unvorstellbaren Zeitraum hunderter Millionen von Jahren quasi unendlich viele Moleküle kreiert und verändert wurden, musste irgendwann selbst der undenkbare Zufall eintreten. Denn in der Unendlichkeit wird selbst das Unwahrscheinlichste zur Gewissheit.

Mit zunehmender Komplexität wurde die Struktur immer anfälliger für die informationszerstörenden Kräfte ihrer feindlichen Umwelt. Informationsreichere Varianten konnten sich erst behaupten, als sie eine schützende Hülle um sich erschufen. Die nötigen Instruktionen dafür entwickelten sich als Teil der genetischen Information: Der erste Einzeller war geboren und damit im Prinzip auch schon das erste Ei – nichts anderes als genetische Information mit einer schützenden Hülle.

Somit konnte sich die Information weiter entwickeln. Aus Einzellern entstand durch nicht vollzogene Trennung nach der Teilung einer Zelle der erste, noch recht einfache Mehrzeller. Eine erste Stufe der Arbeitsteilung wurde möglich: Individuelle Zellen übernahmen verschiedene Aufgaben und wurden Spezialisten im sozialen Verband des Organismus. Gemeinsam sicherten sie das Überleben der immer komplexer werdenden genetischen Information. Diese Entwicklung war aber keinesfalls zielgerichtet. Im Gegenteil: In jedem Augenblick evolutionärer Veränderung entstanden über Jahrmilliarden unzählige Varianten, die meist als Fehlversuche wieder verschwanden. Nur die erfolgreichen hinterließen manchmal einen Beweis ihrer Existenz in Form versteinerter Überreste. Nur ein kleiner Bruchteil sämtlicher Spezies, die sich je entwickelt haben, existiert noch heute. Erbkrankheiten und Krebsleiden dienen auch als Beweis für das zufällige Geschehen. Außer unserem menschlichen Bedürfnis, Geschichte schöpferisch zu interpretieren, besteht in diesem natürlichen Prozess keine Notwendigkeit, eine gezielt wirkende Ursächlichkeit für die Entstehung des Lebens anzunehmen. Nur der gigantische, parallel ablaufende Versuchsansatz von unendlich vielen Mutationen mit nachfolgender Auswahl konnte derart komplexe Formen erschaffen. So ist auch das Huhn die Folge schrittweiser Optimierung der genetischen Vervielfältigungsmaschinerie in Form eines mehrzelligen Organismus.

Damit beantwortet sich die scheinbar unlösbare Frage danach, was zuerst da war: das Huhn oder das Ei. Wenn man die Frage im Kontext der Evolution betrachtet und bereit ist, ein paar Milliarden Schritte in der Entwicklung zurückzugehen, wird man verstehen, wie aus dem ersten Ei, der Urzelle, über den ersten mehrzelligen Organismus das Huhn entstand, dessen einzige Aufgabe darin besteht, weitere Eier zu produzieren. Es war demnach das (Ur-)Ei, das zuerst da war, denn alles begann mit dem ersten Wort! Ohne die für ein Huhn spezifische genetische Information würde niemals ein Huhn existieren. Ohne das Lebensprinzip, ohne die im Ei geschützte, sich vervielfältigende Information, hätte das Leben, wie wir es empfinden, keine existentielle Bedeutung, keine Vergangenheit und auch keine Zukunft. Das Huhn steht hier stellvertretend für alle Organismen im Stammbaum des Lebens. Ob wir unser Erbgut, das einer Alge oder das eines Baums analysieren, alle Lebewesen lassen sich auf diese erste Ur-Information zurückverfolgen: Sie alle benutzen dieselbe genetische Sprache, sie alle sind Träger und Vervielfältiger unterschiedlicher Bücher aus derselben Bibliothek des Lebens.

Wie steht es um uns? Warum gibt es uns? „Seid fruchtbar und mehret Euch", fordert die Bibel uns auf. Da stellt sich die Frage: Haben wir nicht einen anderen existentiellen Sinn, als unser Erbgut zu vermehren?

Wenn man beobachtet, wie menschliches Alpha-Tier-Verhalten durch den Sexualtrieb gesteuert wird, vom Balzgehabe über den Kauf eines Porsches bis hin zum Machtgehabe in Sport, Politik und Wirtschaft, ist man fast dazu geneigt, die Frage, ob es einen weiteren Sinn für unsere Existenz gibt, mit einem „Nein" zu beantworten. Damit könnte man dieses Buch hier beenden: Wir werden von Trieben beherrscht. Punkt.

Ich bin aber der Überzeugung, dass wir weit mehr sind als nur die Brutstätte unserer Gene: Wir sind nämlich auch die Brutstätte von Gedanken. Hierin liegt vielleicht unsere einzigartige Chance, aber auch eine ganz besondere Gefahr. Denn wie die genetische, so nutzt uns auch die nicht genetische Information für ihre Vervielfältigung: In Form von Memen dringt sie ständig auf uns ein und wird von uns, meist in abgewandelter Form, weitergegeben. Daher stellt sich die offensichtliche Frage: Haben wir Kontrolle über ihr Bestreben oder sind wir den effizientesten Memen hilflos ausgeliefert?

Selbsterkenntnis ist der erste Schritt zur Heilung

In unserer Geschichte gab es schon viele Versuche, unser Dasein zu erklären. Der folgende ist sicher nicht besonders tiefgründig, illustriert aber so gut wie jeder andere, dass Erklärungen immer auf uns abzielen, weil wir uns eine Welt ohne uns nicht vorstellen können. So beschreibt der Film „Matrix“ die Welt als eine Computersimulation. Dass diese These nicht zu widerlegen ist, bedeutet aber nicht, dass sie plausibel ist: Warum sollte sich ein Supercomputer die Mühe machen, für uns Menschen eine solch gigantische Show auf die Bühne zu zaubern? Dass dabei der Mensch als Energiequelle für den Supercomputer dienen muss, ist ein wenig plausibler Grund, aber notwendig, um unsere Existenz innerhalb dieser Matrix-These zu rechtfertigen und dem Film Spannung zu verleihen.

Ein ähnliches Plausibilitätsproblem haben fast alle Religionen: Wenn ein allmächtiger Gott alles weiß und alles kann, wofür braucht er dann uns schwache Geschöpfe, um ihm zu opfern und zu huldigen? Fehlt es dem Allmächtigen an Selbstwertgefühl? Wenn wir es nicht tun, werden wir bestraft. Dabei ist der freie Wille eine Notwendigkeit. Unser Verständnis von Moral, Schuld und Sühne, Unrecht und Bestrafung beruht darauf – unser gesamtes kulturelles, christliches Erbe. Doch was wäre, wenn es keinen freien Willen gäbe?

Und falls Gott uns, wie die Bibel behauptet, wirklich nach seinem Ebenbild schuf, müsste es ihm nicht auch so schlecht gehen wie uns? Oder schufen wir ihn nach unserem Ebenbild? Leidet vielleicht auch er an Übergewicht, Diabetes oder Morbus Alzheimer? Gibt es ihn, oder ist er nur ein Erklärungsversuch, ähnlich wie im Film *Matrix*, wo eine gedachte höhere Macht uns Menschen benötigt und dadurch unserer Existenz einen vermeintlichen Sinn verleiht? Sind dies alles nur Geschichten von Menschen, die sich ihrer Sterblichkeit bewusst sind und die Trost suchen in einer unerbittlichen Welt? Würde es einen Gott geben, wenn wir nicht wären?

Man kann argumentieren, dass ohne ihn nichts existieren würde. Gott stünde sozusagen für den „ersten Grund“, den Anfang von allem. Dann stellt sich aber sofort die nächste Frage: Wer schuf Gott? Falls er aus dem Nichts entstand, kann theoretisch auch das Universum ganz ohne ihn aus dem Nichts entstanden sein, so wie es uns die Quantenphysiker erklären, nach deren Theorie auch aus dem Nichts elementare Teilchen entstehen können, um wieder im Nichts zu verschwinden. Vielleicht gab es aber überhaupt keinen Anfang, auch wenn dieser Gedanke mit unserer Alltagslogik nicht zu fassen ist. So bleibt vielen von uns am Ende nur, die Welt mit uns als die zentralen Figuren zu erklären, um die sich alles dreht. Aber selbst, wenn wir nur ein kosmischer Zufall sind: Könnten Sie damit leben, nicht die Krone einer Schöpfung zu sein?

Sicher könnten Sie das. Hätte die Annahme, dass uns niemand beabsichtigte, denn einen Einfluss auf unser Handeln? Vermutlich ja, und zwar einen positiven. Die Erkenntnis, nicht das Maß aller Dinge (einem imaginären Ebenbild Gottes gleich) zu sein, wäre zunächst befreiend: Wir könnten endlich rationaler handeln, bräuchten keine fundamentalistischen Glaubenskriege mehr zu führen oder auf die herabzuschauen, die aufgrund von Ort und Zeitpunkt ihrer Geburt alternative Ansichten über die Erschaffung der Welt vermittelt bekommen. Sie würde uns befreien von der egozentrischen, durch Glaubensvorstellungen gefestigten Sicht, dass ein Designer uns als Ziel hatte. Vielleicht wären wir so etwas demütiger. Es stünde uns gut zu Gesicht. Und vielleicht wären wir eher bereit zu erkennen, dass wir unser Schicksal weitaus weniger in der Hand haben, als wir uns einbilden – aber auch, dass es niemand für uns lenkt. Und das hätte eine paradoxe Konsequenz: Denn sobald wir erkennen, dass wir Spielball manipulierender, aber dennoch zufällig agierender Kräfte sind, können wir sie als solche entlarven und dadurch unseren geistigen Gestaltungsraum verändern. Solange wir uns jedoch der Illusion hingeben, frei zu handeln, bleiben wir gefangen.

Vom Gen zum Mem

Wir verstehen heute recht gut, wie die Evolution neue Arten entstehen lässt und wie diese Prozesse ablaufen. Weniger verständlich für uns ist die Annahme, dass dasselbe Lebensprinzip auch für memetische Information gilt, also Worte, Ideen, Ideologien. Aber wie entwickelt sich Information überhaupt?

Diese Frage ist berechtigt, da viele Menschen deren zufallsbedingte Evolution immer noch in Frage stellen. Von religiösen Dogmen abgesehen, ist ein häufiges Gegenargument für eine solche Theorie, dass man einen evolutionären Vorgang niemals beobachtet habe. Dies trifft aber nicht mehr zu. Seit wir das Erbmaterial identifiziert haben und dessen Code kennen, sind Variationen im Erbgut – der Genetiker spricht von Mutationen – sehr leicht nachzuweisen. Beispielsweise sollten alle aus einem Keim entstandenen Nachkommen, die zu einer Bakterienkolonie in einer Kulturschale heranwachsen, genetisch identisch sein. Wenn das primäre Bakterium keine Resistenz gegen ein spezifisches Antibiotikum besitzt, dürfte die gesamte Kolonie eine Behandlung mit Antibiotika nicht überleben. Die gesamte Kolonie? Eine vermeintliche Kleinigkeit kann den Ausgang des Experiments verändern. Dabei handelt es sich nicht um einen Zaubertrank, sondern nur um einen völlig banalen Fehler im Kopierprozess des Erbguts. So trivial, wie es zunächst erscheinen mag, weist dieser jedoch auf eine fundamentale Eigenschaft unserer Welt hin: auf Unschärfe oder Unvorhersehbarkeit der Zukunft. Fehler müssen passieren. Es gibt keine absolute Beziehung zwischen Ursache und Wirkung. Alles geschieht nur mit gewisser Wahrscheinlichkeit, die uns dann, wenn sie hoch genug ist, wie eine unbedingte Kausalität vorkommt. Aber tatsächlich ist die Variation Teil des Systems, und das Wort „Fehler" ein subjektiv wertender Begriff!

Hat nur eines der vielen Millionen Bakterien in der Kolonie bei seiner Entstehung einen Kopierfehler seines Erbmaterials erfahren, der zufällig das Zielmolekül des Antibiotikums derart verändert, dass das Antibiotikum nicht mehr tödlich auf das Bakterium einwirken kann, überlebt es. Dann tötet das Antibiotikum zwar alle anderen Mitglieder der Kolonie, nicht aber das mit evolvierter Resistenz. Eine zufällige Mutation und eine durch einen Antibiotika produzierenden Pilz geschaffene Notwendigkeit schaffen gemeinsam die Voraussetzung, dass eine neue bakterielle Variante entsteht. Während sich der Kopierfehler aufgrund der Selektionsbedingungen als Glückstreffer für das eine Bakterium herausstellt, bringen unzählige solcher Fehler in Millionen von anderen Bakterien der Urkolonie nichts. Ihre Träger sterben entweder aufgrund des dadurch verursachten genetischen Defekts oder unter der Selektion und verschwinden. Zurück bleibt nur eine Erfolgsmeldung, die wirkt, als hätte jemand dieses resistente Bakterium geplant.

Ständig entstehen so neue Eigenschaften, die zurückblickend einen Architekten vermuten lassen, weil man die Fehlversuche nicht mehr sieht. Wenn wir also von Fehlern als etwas Negativem sprechen, gilt das vor allem für die Verlierer im ständigen Prozess der Anpassung. Auf uns bezogen liegt dann das Negative in der Entstehung von Krankheiten. Oder einfach nur wertfrei ausgedrückt: Das Erbgut wurde nicht exakt kopiert. In Wahrheit verdanken wir der „Fehlerhaftigkeit" des Systems aber unsere Existenz. Ohne Mutation gibt es keine Evolution.

Ähnlich kann man sich die Evolution von Gedanken, ja ganzen Ideologien vorstellen. Wie schon zuvor erwähnt, führte Richard Dawkins in Anlehnung an den Begriff des Gens den Begriff des Mems ein. Auch ein Mem ist eine Informationseinheit, wie zum Beispiel ein Wort, ein Gedanke, eine Idee oder Doktrin – oder sogar eine ganze Ideologie. Auch ein Mem überlebt nur, wenn es sich so effizient wie möglich vervielfältigt und dabei neue Varianten generiert. Ideen, die nicht verbreitet werden, gehen verloren, werden gnadenlos aussortiert. Sie sterben. Meme konkurrieren untereinander ums Überleben. Ihre Waffe ist, wie die der Gene, die effizienteste Vervielfältigung, ihr Lebensraum jedoch ein anderer: Ihr Überlebenskampf findet in unseren Köpfen und in den Speichermedien wie Büchern, Zeitschriften oder Computern statt. Und er führt zwangsläufig zu einer Auslese. Nur jene Meme überleben, die den Kampf ums Dasein durch bestimmte Eigenschaften überstehen, also eine bestimmte Notwendigkeit bedienen.

Im Überlebenskampf eines Mems kann es von Vorteil sein, wenn es seinem Träger Ruhm, Macht oder einfach nur eine gewisse Befriedigung verschafft – wenn auch nur vorübergehend. Genügend lange aber, um die Wahrscheinlichkeit zu erhöhen, vervielfältigt zu werden und damit zu überleben.

Ein Mem ist ein Gedanke, kann aber auch ein Kochrezept oder eine religiöse Glaubensvorstellung sein. Es stellt in neuronalen Synapsen kodierte Information dar, die von Mensch zu Mensch durch Symbole oder Sprache übertragen wird. In Bits werden Meme mittlerweile auch von Computerprogrammen vermehrt, oft schon völlig ohne unser Zutun.

Rund sieben Milliarden Gehirne werden täglich mit Myriaden von Memen infiltriert. Diese werden, wenn sie auf „fruchtbaren Boden" treffen, zu neuen Varianten, zufällig modifiziert durch persönliche Erfahrungen und kulturelle Überlieferungen, die unsere Gehirne weitergeben, um sie zu verbreiten und weiterer Selektion auszusetzen. Kein Gedanke wird daher jemals exakt kopiert, sondern immer im Kontext eigener Erfahrungen verarbeitet, um dann in veränderter Form weitergegeben zu werden oder auch nicht. Ebenso wie die Bakterien in der Kulturschale können auch Meme sterben, wenn sie nicht überlebenswichtige Information beinhalten. Wohlgemerkt muss, wie beim Gen, die Information selbst überlebenswichtig für das Mem sein, aber nicht notwendigerweise für den individuellen Träger. Denn wenn dem so wäre, dürfte so manches durch die Boulevardpresse vermehrte Mem aus Mangel an Relevanz für unser Überleben nie gedruckt werden. Ein Mem, beispielsweise ein ideologischer Gedanke, kann den Tod seines Wirts, in dem es sich vervielfältigt, in Kauf nehmen. Der Tod kann sogar, wie bei Selbstmordattentätern, Teil der Vervielfältigungsstrategie sein. Wobei das Wort „Strategie" Planung vermuten lässt, die aber bei einem Mem nicht stattfindet: Es werden nur Varianten auf deren Vermehrungseffizienz hin getestet, auch fundamentalistische.

Welche Veränderung der ursprüngliche Gedanke erfährt – man könnte sie auch Mutation nennen –, unterliegt molekularen Wechselwirkungen in unserem Gehirn. Quantenphysikalisch folgen subatomare Ereignisse keiner simplen Kausalität, selbst atomare und molekulare Wechselwirkungen sind nur mit Wahrscheinlichkeiten vorherzusagen: Die Entwicklung von Gedanken ist ebenso wie die Evolution der Gene vom Grundprinzip des Zufalls bestimmt. Zudem hängt es vom individuellen Umfeld ab, ob ein neuer Gedanke rasch sein Ende findet oder zu einer weltumspannenden Ideologie wird. Meme konkurrieren, nur manche überleben – wie im oben genannten Beispiel die antibiotikaresistenten Bakterien. Während die einen sterben, entsteht dabei Raum für neue, kreative Ideen, die sehr schnell expandieren können, im Internet sogar schneller als Bakterien im Reagenzglas.

Es gibt kaum ein besser dokumentiertes Beispiel memetischer Evolution als das der christlichen Botschaft. So predigte Jesus unter anderem das Entsagen von weltlichem Besitz. Daraus entstand in etwa zwei Jahrtausenden mit der Kirche eine der reichsten und mächtigsten Institutionen der Welt. Das ursprüngliche Mem hat sich in sein Gegenteil verkehrt, ohne den Bezug zu seinem Ursprung verloren zu haben. Viele Gläubige akzeptieren die Verzerrungen und die diametralen Gegensätze, die sich aus dem ursprünglichen Mem entwickelten. Ein Mem evolviert und verleiht dem Träger Macht, aber es bemächtigt sich auch seiner: Es wird nicht mehr hinterfragt. Im Extremfall identifiziert sich der Träger völlig mit dem Inhalt des Mems, ist sogar bereit, dafür zu sterben oder anderen Schaden zuzufügen. Welche Macht ein Mem auf uns ausübt, indem es uns Macht verleiht und welchen Selbstzweck ein Mem verfolgt, beeinflusst daher nicht nur unsere Gesundheit und unser Älterwerden, sondern unser gesamtes gesellschaftliches System und unser Selbstverständnis.

Wenn man eine weit gereifte Idee betrachtet, sei es eine Glaubensvorstellung oder eine Ideologie, so sieht es rückblickend immer so aus, als hätte man zielgerichtet darauf hingedacht. Der Gedanke scheint das logische Ergebnis einer Kausalkette zu sein, das Produkt einer Reihe wechselseitiger Ursachen und Wirkungen. Das ist jedoch ein Trugschluss, denn die Entstehung eines Gedankens ist keinem willentlichen Akt unterworfen, eine Idee niemals planbar, und die Zukunft eines Gedankens ist unbestimmt. Wenn ich meinem Gehirn Zeit gebe und durch bewusstes Lenken meiner Aufmerksamkeit bestimmte Regionen in meinem Gehirn ansteuere, so wird die Entstehung eines Gedankens zwar beeinflusst, aber welcher spezifische Gedanke dabei entsteht beziehungsweise welcher dafür nicht gedacht wird, liegt dann nicht mehr in der Macht des Denkenden. Der Philosoph Arthur Schopenhauer drückte dies so aus: „Ein Mensch kann zwar tun, was er will, aber nicht wollen, was er will". Er hat damit die Erkenntnisse der modernen Neurowissenschaften mittels Logik vorhergesagt.

Zufall und Unbestimmtheit sind Realität und weit mehr als nur ein Mangel an Information, der uns den Blick in die Zukunft verwehrt. Gott würfelt tatsächlich, auch wenn dies Albert Einstein noch verneinte. Einstein konnte sich ein Universum ohne Kausalität nicht vorstellen, er sah den Zufall als einen Hinweis auf das Fehlen einer erklärenden Theorie, nicht als ein grundsätzliches Wirken der Natur. Er konnte die Quantenphysik, die Ereignisse nur mit Wahrscheinlichkeiten – diese jedoch mit höchster Präzision – vorhersagen kann, nicht akzeptieren.

Manchmal löst ein herunterfallender Apfel einen welterklärenden Gedanken aus, manchmal ist es eine Schweißperle, die unsere Überlegungen in alternative Bahnen lenkt. Ob ein Nervenimpuls, der für den einen oder völlig anderen Gedanken notwendig gewesen wäre, ausbleibt oder ausgelöst wird, ist abhängig von einer unvorstellbaren Anzahl molekularer Wechselwirkungen, deren Ausgang niemals exakt vorherbestimmt werden kann – auch wenn bestimmte Denkmuster aufgrund unserer Erziehung und unserer Erfahrungen mit gewissen Wahrscheinlichkeiten vorgegeben sind: Trotzdem modifiziert der Zufall immer wieder unsere Gedanken, kreiert dadurch Alternativen, die miteinander konkurrieren. Derjenige Gedanke, der für eine bestehende Notwendigkeit, wie die Lösung eines alltäglichen Problems, am besten passend erscheint, bekommt den entscheidenden Vorteil für seine Expansion. Gedanken reifen, vermehren sich oder sterben, ganz ohne willentlichen Zweck. Das bedeutet aber nicht, dass ein Gedanke nicht sinnvoll sein kann: Der Schlüssel zu einem erfüllten, selbstbestimmten Leben liegt meines Erachtens darin, die Fähigkeit zu entwickeln, die für uns wertvollen Gedanken von den für uns schädlichen zu unterscheiden, die einen zuzulassen und die anderen bewusst „sterben“ zu lassen.

Lebensprinzip und Tod

Entropie ist ein Maß für die Unordnung in einem System und beschreibt ein grundlegendes Verhalten der Natur auf allen Ebenen, von Atomen und Molekülen bis hin zu unserem Zuhause, in das immer wieder Arbeit investiert werden muss, um Ordnung zu schaffen. Da hierbei Wärmeenergie freigesetzt wird, sich Moleküle schneller und damit ungeordneter bewegen, wird die Ordnung einer gesäuberten Wohnung mit viel mehr Unordnung an einer anderen Stelle unseres Planeten erkauft. Denn irgendwo muss für die Nutzung des Staubsaugers Energie umgewandelt werden, um den notwendigen Strom zu liefern. Ordnung an einem Ort erhöht somit überproportional die Unordnung an einem anderen: Der zweite Hauptsatz der Thermodynamik erklärt diese Zunahme der Entropie im Gesamtsystem als eine unumgängliche physikalische Notwendigkeit. Wäre unser Planet ein geschlossenes System, ohne Zufuhr von (Sonnen-)Energie, wäre Leben auf ihm nicht möglich. Solange die Erde jedoch von außen mit Energie versorgt wird, kann diese genutzt werden, um Ordnung zu schaffen. Und somit wird es weiterhin Leben geben, denn Leben ist eine ganz besondere Form der Ordnung: Information!

Mit dem ersten lebendigen Wort, der Ur-Information, entstand ein Gegenspieler zur Entropie in der bis dahin unbelebten Natur. Durch Entropie wird Information vernichtet. Das sehen wir täglich. Lassen wir eine Zeitung auf dem Gartentisch liegen, dann wird entweder die Strahlung der Sonne oder schon der nächste Regen deren Information zerstören. Auch unser Älterwerden ist der stetigen Zunahme der Entropie zu verdanken: Die Ordnung in einem Gesamtsystem nimmt immer ab und erklärt das Phänomen Zeit. Betrachten wir zwei Bilder: Auf dem einen liegt ein intaktes Ei auf einem Tisch, und auf dem anderen liegt ein zerbrochenes Ei auf dem Boden. Die Reihenfolge dieser Bilder ist sofort offensichtlich. Die Ordnung des Eies, auch die der in ihm befindlichen genetischen Information, ist der Entropie zum Opfer gefallen. Lageenergie wurde über Bewegungsenergie zu Wärmeenergie, die alles vernichtet und zu der alles strebt. Gegen diese Naturkraft, die die Entropie beschreibt, musste die genetische Information die Fähigkeit zum Überleben besitzen und weitergeben.

Wenn Information das Lebensprinzip darstellt,
dann ist die Entropie ihr Tod.

Man kann daher behaupten, dass die Gesetze der physikalischen Welt, wie sie sich nach dem Urknall formierten, auch das Lebensprinzip der Information bestimmten. Um zu überleben, muss das Prinzip des Lebens notwendigerweise der Entropie entgegenwirken – zumindest partiell, indem es lokal zu einer Erhöhung von Ordnung auf Kosten von noch mehr Unordnung an anderer Stelle sorgt. Nur so, indem es durch energienutzende Vervielfältigung komplexer und damit letztlich auch informativer wurde, konnte es die unbelebte physikalische Welt beleben! Es ist daher keine Überraschung, dass der Mensch für das Informationswachstum immer gigantischere Energieressourcen verwenden muss. Das zeigt aber auch, dass uns das Streben der Natur Richtung zunehmende Entropie zwar direkt schadet, andererseits die Umwandlung von Energie (Beispiel Sonnenlicht in Wärme), die auch durch dieses Entropie-Prinzip geleitet wird, indirekt unser Leben erst ermöglicht. Daher gilt:

Ohne den Tod gäbe es kein Leben.

Je höher die Entropie eines Systems, desto geringer ist seine Ordnung und damit auch sein Gehalt an Information. Aber Ordnung ist nicht gleich Information. Beispielsweise besteht Kochsalz aus einer perfekten dreidimensionalen Anordnung von Natrium- und Chlorid-Ionen. Der Gehalt an Information von Salz strebt – soweit wir wissen – jedoch gegen Null, abgesehen davon, dass die einzelnen Ionen, die sich im Salzkristall befinden, im ungebundenen Zustand eine andere Eigenschaft besitzen. Ordnung, insbesondere wenn sie perfekt ist, ist daher nicht mit Information gleichzusetzen. Im Gegenteil, alle uns bekannten Formen von Information sehen auf den ersten Blick nicht geordnet aus: Ein Sinn und die darin verborgene Ordnung erschließen sich uns nur durch die Kenntnis eines entsprechenden Codes.

Wenn Sie diese Zeilen lesen, nehmen Sie die darin enthaltene Information nach erlernten Regeln auf. Nach ihnen sind die Buchstaben unseres Alphabets nach einem für uns verständlichen Code angeordnet, um über Wörter und Sätze sinnhafte Information zu vermitteln. Ohne diesen Code zu kennen, sähe die Anordnung der Buchstaben recht wild aus und wäre für uns völlig informationslos. Ohne den Code unseres Erbguts oder unserer Sprache wirkt Information also nicht sonderlich geordnet. Dennoch würde jegliche Variation der Anordnung den Informationsgehalt verändern oder vielleicht sogar zerstören.

Lange Zeit wurde fälschlicherweise vermutet, dass unser Erbgut aus Proteinen besteht. Immerhin nutzen sie 20 verschiedene Aminosäuren wie „Buchstaben" und können somit, ähnlich wie wir mit unserem Alphabet aus

26 Buchstaben, sehr komplexe Strukturen bilden und Information speichern. Die DNS, die nur vier verschiedene chemische Bausteine nutzt, wurde als Datenspeicher unseres Erbguts verkannt. Es war daher eine Sensation, als Watson und Crick im Jahr 1956 durch die Entschlüsselung der Struktur den Code und somit das Buch des Lebens lesen konnten. Es ist tatsächlich nur aus vier verschiedenen Buchstaben geschrieben. In der heutigen Zeit, in der Computer nur zwei Zahlen benötigen (1 und 0), um das gesamte Weltwissen zu speichern, ist die hohe Datenspeicherfähigkeit der DNS verständlicher, als es noch Mitte des letzten Jahrhunderts der Fall war.

So codieren immer drei chemische DNS-Buchstaben in einer bestimmten Reihenfolge die Position eines Aminosäure-Bausteins in einem Protein. Und auf diese Weise werden die zwanzig verschiedenen Aminosäure-Bausteine der Proteine im DNS Bauplan zu den unterschiedlichsten Protein-Worten zusammengesetzt. Diese können wiederum aus tausenden von Buchstaben bestehen. Ein Gen codiert jeweils ein solches Wort, und jedes Gen entspricht einem anderen Protein.

Die alternative Sicht, die nicht Lebewesen selbst, sondern Information als Lebensprinzip betrachtet, lässt sich auch auf Viren anwenden. Viren bestehen praktisch nur aus genetischer Information und besitzen weder einen eigenen Stoffwechsel noch eine Zellwand. Biologen tun sich deshalb schwer, sie aus der bisherigen Sicht als Lebensform zu betrachten. Aus der alternativen Perspektive verkörpern Viren jedoch das Lebensprinzip in Reinform und offenbaren wie kaum eine andere Form dessen Selbstzweck: sich effizient zu vervielfältigen und sich zu verändern. Nicht umsonst haben wir Angst vor weltumspannenden Seuchen (siehe „Herdengesundheit", Verlag Mental Enterprises), die aus harmlosen Viren entstehen können. Viren reprogrammieren ihre Wirtszellen, zapfen deren Ressourcen und Energie an, um Information, das heißt sich selbst, zu vermehren. Der Begriff des Virus schlägt somit intellektuell die Brücke zwischen dem Wirken des Lebensprinzips auf der genetischen und der memetischen Ebene: Auch Meme „infizieren" ihren Wirt, indem sie die Stärke neuronaler Synapsen in dessen Gehirn verändern, alles zum Selbstzweck ihrer Vermehrung.

Gene beeinflussen uns durch Triebe und Instinkte aus einem Selbstzweck heraus, schließlich wurden sie über Jahrmillionen darauf selektiert, sich so effizient wie möglich zu vervielfältigen. Logischerweise stellt sich dann die Frage, ob und, wenn ja, wie, Meme und Gene zusammenspielen und was passiert, wenn ihre Bestrebungen in Konflikt geraten.

Effizienter ist lebenswürdiger – die Hierarchie des Lebens

Im Filmepos „Gladiator" kommt es zum Machtkampf zwischen einem vom römischen Volk bewunderten Schwertkämpfer und dem vom Volk verachteten Kaiser. Als der Gladiator einen Anschlag auf sein eigenes Leben fürchtet, beruhigt ihn ein Freund: „Erst muss er Deinen Namen töten, bevor er Dich töten kann." Der Kaiser fürchtet sich mehr vor dem Mythos (ein Mem) eines getöteten Märtyrers als vor dem lebenden Menschen.

Auch wenn es sich hierbei nur um einen Streifen aus der Hollywood-Traumwelt handelt, wird doch auf recht eindrückliche Weise deutlich, dass das, wofür ein Individuum steht, mehr Wert besitzt als das Individuum selbst. Gedankliche Information erhält einen höheren Stellenwert als die einzigartige genetische Information, die in diesem Beispiel der Gladiator in jeder seiner Körperzellen trägt. Meme mutieren schneller und vervielfältigen sich wesentlich effizienter als Gene. Dadurch haben sie bei uns Menschen die Vorherrschaft im evolutionären Kampf um das effizienteste und damit erfolgreichste Lebensprinzip gewonnen. Macht man sich dies bewusst und betrachtet man die Welt um sich herum durch die Brille dieser Erkenntnis, finden sich zu jeder Zeit in den Jahrtausenden der Menschheitsgeschichte Anzeichen dieser Entwicklung:

Menschen sind bereit, für ihre Ideale zu sterben oder zu töten. Für ihren Glauben, für ihr Vaterland, für wirtschaftliche Ideologien. Genetische Information wird einer anderen Form der Information geopfert, einem vermeintlich höherwertigen Gut. Damit wird offensichtlich, welchen Stellenwert Information einnimmt: Der Geist hat sich über das Fleisch erhoben, könnte man es etwas pathetisch ausdrücken. Aber wessen Geist ist es und worauf basieren seine Entscheidungen?

Gedanken bestimmen unser Handeln, doch woher kommen sie? Wir haben das Glück, in einer Zeit oder zumindest in einem aufgeklärten Teil der Welt zu leben, in dem man frei darüber nachdenken kann, ob mancher Glaube vielleicht doch nur auf einer Legende basiert, ohne deshalb auf dem Scheiterhaufen zu enden. Und man darf sich auch ein paar offensichtliche Fragen stellen: Gibt es eine logische Erklärung dafür, warum Menschen sich immer wieder für eine Idee, Ideologie oder eine ganz bestimmte Weltanschauung opfern? Gibt es eine Erklärung dafür, warum ein Großteil der Menschen in den Industriestaaten auf ein sicheres Siechtum, hervorgerufen durch eigentlich vermeidbare Krankheiten, zustrebt, während auf der restlichen Welt Menschen an den Folgen von Unterernährung und armutsbedingten Krankheiten sterben? Gibt es eine Theorie, die uns hilft zu verstehen, warum wir, trotz unseres Wissens, nicht versuchen zu verhindern, dass wir weit vor unserer natürlichen Lebenserwartung sterben – entweder durch ein Zuviel oder ein Zuwenig, durch Zivilisationskrankheiten oder an Hunger?

Wir werden in ein Umfeld hineingeboren, in dem Menschen bereit sind, für ihren Glauben zu sterben oder in dem es als normal betrachtet wird, sich mit Fast-Food zu ernähren. Wir werden von der Umwelt geprägt, doch wer prägt die Umwelt? Was macht uns scheinbar so unfähig, unser genetisches Erbe zu schützen? Dienen wir tatsächlich uns selbst oder gehorchen wir anderen Prinzipien?

Unser Gehirn evolvierte über Jahrmillionen zu unserem Vorteil im Kampf ums Überleben gegen die Kräfte und Gefahren der belebten, aber auch der unbelebten Natur. Damit diente es der Vermehrung und Verbreitung unserer genetischen Information. Obwohl wir aufgrund unserer rein körperlichen Fähigkeiten nur eine kleine ökologische Nische auf dieser Erde bevölkern dürften, findet man uns in fast allen klimatischen Zonen, sogar unter Wasser, in der Luft und im Weltraum. Kraft der Gedanken ersinnen wir innovative Strategien zum Überleben. Wir investieren in kostspielige Ideen, und je abstrakter die Gedanken und Vorstellungen werden, desto mehr offenbart sich die Dynamik der Memetik. Damit bot sie lange Zeit auch Schutz für unser genetisches Erbe. Verhaltensregeln oder weitergegebenes Wissen über essbare Pflanzen sind anschauliche Beispiele dafür. Durch die weitere kulturelle Entwicklung, gestützt durch die Symbole und letzten Endes auch durch die Schrift, konnten sich Meme zu komplexen weltlichen oder religiösen Ideologien entwickeln. Diese wurden nun selbst zu schützenswerten Objekten: Menschen sind bereit, für ein Mem zu sterben.

Meme verleiten nicht nur Selbstmordattentäter zu blindem Glauben. Viele folgen ebenso kritiklos den Aufforderungen des Konsumglaubens.

Wir missachten unser genetisches Erbe und opfern uns wirtschaftsideologischen Ideen durch ein angepasstes Konsumverhalten. So kaufen wir Computerspiele, weil die Werbung uns dazu verführt: Kinder trafen sich früher auf der Straße zum Spielen, heute sitzen sie oft alleine vor dem Bildschirm, dienen der Industrie und glauben dabei noch, dass sie dies freiwillig tun. Mangel an Bewegung und an zwischenmenschlichen Beziehungen kombiniert mit entsprechend schlechter Ernährung bringen sie millionenfach auf den Weg zu einem viel zu frühen Tod. Fraglich ist, ob wir unter dem mächtigen Einfluss des Lebensprinzips selbstreplizierender Information eigentlich in der Lage sind, alternative Wege zu beschreiten. Kann man sich dem Einfluss der immer aggressiveren Meme entziehen, da sie von Natur aus unser Gehirn befruchten? Über unser Denkorgan, das wir für den Ort unseres freien Willens halten, opfern Meme für ihre Existenz manchmal ihren Wirt. Das gilt nicht nur für Selbstmordattentäter. Auch die Meme des Konsums nehmen den Tod ihres Wirts in Kauf. Das sollte uns zu denken geben.

Der Gürtel extremistischer Islamisten enthält Sprengstoff, der Gürtel des Konsumgläubigen überschüssiges Fett. Die einen sterben laut und schnell, die andern leise und langsam.

Infiziert durch die Meme unserer Kultur sterben wir weit vor der möglichen Lebenserwartung. Wir geben diese Infektion als „Erziehung" in Form kultureller Werte weiter an unsere Kinder. Hier findet ein Massensterben statt.

Man soll Tote nicht gegeneinander aufrechnen, aber durch tägliche Nachrichten über das eine oder andere Bombenattentat im Nahen Osten investieren wir sehr viel Zeit in diese Geschehnisse. Das ist auch der Grund dafür, dass sie stattfinden, und somit sind wir auch nicht ganz unbeteiligt. Würden wir sie kollektiv ignorieren, verlören die blutigen Botschaften (Meme) ihre Virulenz – und die Selbstmörder den Sinn ihrer Handlungen.

Wie wenig wird dagegen über das Sterben der Konsumgeschädigten berichtet und gar über dessen fundamentale Ursache? Ich meine damit nicht die Menschen, die das Doppelte oder Dreifache des Durchschnitts wiegen und in Doku-Soaps vorgeführt werden, sondern die breite Masse, die sich bei Berichten über die Extreme noch gesund fühlen darf, und damit weiterhin zur kranken „Normalität" gehört.

Ein großer Teil von weit über sieben Milliarden Gehirnen ist inzwischen über hochtechnisierte Kommunikation vernetzt. Dies lässt erahnen, in welchem Umfang neue Ideen auf ihre Überlebenschancen hin getestet werden. Die Schnelllebigkeit von Nachrichten beweist, dass nichts von Dauer ist. Kein Wunder, dass so manche Idee „verzweifelt um ihr Überleben ringt". Meme haben zwar keine Gefühle und ringen auch nicht wirklich um ihr Leben, erzeugen aber entsprechende Effekte bei uns. Und so dienen wir ihrem Bestreben zu überleben: Nur Information, der das gelingt, setzt sich durch. Je subtiler Botschaften unsere Gefühle steuern, umso besser deren Chance auf Verbreitung. Gedanken beherrschen unsere Stimmungen und unser Verhalten. Wir sind zuweilen bereit, für eine Idee zu sterben, weil sie sich gerade dadurch besser fortpflanzt und überlebt.

Vor den Kräften der Natur muss man sich schützen – vor allen.

Durch die Evolution wurden bestimmte Gene so verändert, dass eine effizientere Extraktion von Nahrungseisen dem geburtsbedingten Blut- und Eisenverlust und einer dadurch drohenden Blutarmut entgegenwirkt. Dies zeigt, worauf genetische Entwicklung abzielt: die maximale Verbreitung und Vervielfältigung ihrer Botschaft. Richard Dawkins bezeichnete dieses Verhalten der Gene als egoistisch, denn es geht ihnen ums nackte Überleben. So können wir auch verstehen, wie uns unsere Gene durch den Sexualtrieb zu ihrer eigenen und damit auch zu unserer Vermehrung anspornen.

Mit dem Wissen um die Mechanismen der Empfängnis (wobei dieses Wissen ein Mem darstellt) war der Mensch in der Lage, Methoden, also wiederum Meme, gegen dieses Bestreben der Gene zu entwickeln – oder zumindest gegen die Folgen. So schützen wir uns durch Meme und sind so die einzige Spezies, die bewusst Empfängnisverhütung betreibt. Diese Fähigkeit demonstriert auf eine weitere Art recht eindrücklich die Macht des Mems über das Gen.

Wenn die memetische Information durch ihre Effektivität in der Vervielfältigung ihr Überleben sichert, ist dann unser Gehirn nicht nur Erfüllungsgehilfe für deren Vermehrung? So wie das Huhn für die im Ei enthaltene, genetische Information? Könnte das vielleicht der tiefere Grund dafür sein, dass wir im heutigen Informationszeitalter, in dem sich Meme mit zunehmender Geschwindigkeit vermehren, ihrem wilden Treiben hilflos zuschauen und uns überfordert fühlen wie einst Goethes Zauberlehrling? Auch er tat, was er fühlte tun zu müssen, als er die Geister rief. Aber uns wird kein Zauberer erlösen. Das müssen wir schon selbst tun. Ich bin zu der Überzeugung gelangt, dass wir jegliche Art von Information als eine Kraft anerkennen müssen, die wir nutzen können, so wie die des Windes und der Sonne. Aber wir müssen ebenso lernen, uns vor dieser Kraft zu schützen. Wir brauchen eine Art Kondom auch gegen die Naturkraft der Meme.

Meme bewegen sich von Gehirn zu Gehirn, entwickeln ständig effizientere Wege der „Befruchtung“, um bei der bildhaften Sprache der Verhütung zu bleiben. Fortwährend kommen neue Technologien der Informationsübertragung und Speicherung hinzu, über die sie sich immer effizienter ausbreiten und dabei unser Leben grundlegend verändern können. Diese Erfahrung machen wir schon Tag für Tag im Internet: Geben wir zum Beispiel den Suchbegriff Ägypten ein, vielleicht nur, weil uns eine historische Begebenheit interessiert, bietet uns eine Suchmaschine auch mehrere Pauschalreisen an: memetische Evolution bei mehreren Milliarden Suchanfragen täglich. Computer nutzen unsere Suchanfragen, um einen virtuellen Menschen zu erschaffen, der besser als wir selbst weiß, was unsere zukünftigen Wünsche sein werden. Neue Denkmuster werden erschaffen durch die Summe unsere Gedanken. Ist das die Weisheit der Masse?

Philip Bethge argumentiert in seinem visionären Essay „Unser täglich

Netz", dass das World Wide Web nicht nur gottähnliche Züge annimmt, sondern dem biblischen Gott in vielen Aspekten sogar gleichkommt. Das mutet provokant an, ist jedoch nicht völlig absurd, denn das Internet übernimmt immer mehr die Kontrolle über unser Leben: Wir dienen ihm, so Bethge, mit nahezu religiöser Hingabe. Wenn wir aufhörten, ihm zu huldigen, würde es den Einfluss auf uns verlieren. Religion sei, laut einer Internetseite der Princeton University, „ein starker Glaube an eine übernatürliche Macht, die unser Schicksal kontrolliert". Im Internet hoffen mittlerweile mehr Menschen, Antworten zu finden als in der Bibel. Zudem sind die Verfasser des Internet-Wissens meist genauso obskur wie die der Heiligen Schrift – somit besitzt das Internet ein weiteres gottähnliches Attribut.

Dass die genetische Evolution des Menschen mit Beginn der kulturellen Evolution endete, ist zwar, wie alles Weltverändernde, auf einen Zufall zurückzuführen, beruht aber retrospektiv auf der konsequenten Weiterentwicklung einer Form von Information in die Richtung einer effizienteren Vervielfältigung. Das ist der tiefere Grund dafür, dass wir unsere Gene den Memen opfern – unsere Gesundheit den Werbeslogans. Da es in der Evolution nicht um den Träger von Information geht – er ist nur deren Mittel zum Zweck der Vervielfältigung – könnte es in Zukunft effizientere Mem-Multiplikatoren als das menschliche Gehirn geben und die weitere Entwicklung von unserem Gehirn und damit von uns unabhängig werden. Auch wenn wir gerne glauben, dass Information erst durch unsere Interpretationen einen Sinn und damit eine Daseinsberechtigung erhält, so ist dies aus der Sicht eines Mems nicht unbedingt nötig, damit dessen Evolution weiter fortschreiten kann. Auch Gene evolvieren, ohne dass jemand diesen Vorgang würdigen muss.

Wenn wir uns nicht antrainieren, die memetische Entwicklung als bedrohlich zu betrachten und nicht versuchen, durch diese Erkenntnis uns selbst anstelle der Meme in den Mittelpunkt der weiteren Entwicklung zu bringen, werden wir auf der Strecke bleiben. Die mittlerweile schon klassischen Zivilisationskrankheiten, aber auch die Zunahme an Depressionen und Burnouts sind womöglich nur ein noch relativ harmloser Beginn.

Ein-Blick in die Zukunft

Inzwischen vervielfältigen Computer Daten über weltweit Netze wesentlich effizienter, als es bisher jegliche Form menschlicher Kommunikation tun konnte. Sie modifizieren und verbreiten Information meist ohne unser weiteres Zutun. Im World Wide Web kursieren schädliche Viren: Sie sind das Lebensprinzip sich selbst replizierender Information in Reinform. Die Entwicklungen im Internet sind für uns längst nicht mehr überschaubar. Die Rechenleistung und Speicherkapazität des Computers steigt seit Jahrzehnten exponentiell an. Während die „Prozessorleistung" unseres Gehirns unverändert bleiben wird, verdoppelt sich die der Computer jährlich. Nach 20 Jahren ist das ein Faktor von einer Million! Und ein Ende dieser Rate ist nicht in Sicht. Dasselbe gilt für deren Datenspeicherkapazität.

Schon lange verlieren die weltbesten Schachspieler gegen die datenverarbeitenden Rechner. Sobald sich aber genügend Züge vorausberechnen lassen, verschwimmt die Grenze zwischen bloßem taktischen Agieren und strategischem Denken. Ob hinter den kreativ erscheinenden Lösungen dann ein bewusster Entscheider steckt oder nicht, spielt vielleicht nur eine subjektive Rolle. Strategie, so glauben wir, ist eine Domäne des Menschen, denn diese Form des Denkens benötigt Kreativität oder einfach nur „Bauchgefühl", beides Dinge, die wir einem Computer absprechen. Wobei unser Bauchgefühl vielleicht nur deshalb entsteht und zu Rate gezogen wird, weil wir uns nicht sämtliche Informationen, die unser Gehirn verarbeitet, bewusst machen können. Das bedeutet, wir agieren strategisch, ohne uns über sämtliche Impulse, die zu strategischen Entscheidungen führen, bewusst zu sein. Computer hingegen arbeiten, wenn wir menschliche Maßstäbe anlegen, völlig ohne Bewusstsein. Deshalb betrachten wir sie nicht als intelligent. Sie funktionieren nur nach den von uns vorgegebenen, starren Regeln, ohne Reflexion und Lernfähigkeit.

Wie oft handeln wir, ohne nachzudenken? Ist unser Denken, selbst wenn wir glauben, bewusst zu handeln, wirklich frei und ohne Regeln? Und berücksichtigen wir alle verfügbaren Informationen, wenn wir Entscheidungen treffen?

Besäßen wir die Fähigkeit oder die Intelligenz, unsere eigenen Denkprozesse vollständig zu durchblicken (dazu hat uns die Evolution nicht befähigt, das war für unser Überleben nicht nötig), wären wir sicher etwas bescheidener: Je mehr wir über uns lernen, desto mehr erkennen wir unsere eigenen Limitierungen.

Die Arbeitsweise der derzeit mächtigsten Computersysteme simuliert inzwischen die evolutionären Vorteile des menschlichen Gehirns. Algorithmen von Internet-Suchmaschinen funktionieren deshalb so effektiv, weil sie Inhalte nach ähnlichen Regeln abrufen wie wir Erinnerungen in unserem Gehirn. Außerdem arbeiten manche Computer mit einer speziellen Software, die Daten nach denselben Prinzipien wie unsere Nervenzellen verarbeitet. Diese sogenannten neuronalen Netze werden immer effektiver. Die Hardware ist aber nicht wie unser Gehirn räumlich durch eine Schädelhöhle begrenzt. Daraus lässt sich nicht zwangsläufig eine klar definierbare Begrenzung unserer Intelligenz ableiten, aber es gibt, wie zuvor ausgeführt, keine Entwicklungen, die uns die Zuversicht geben könnten, dass wir Menschen intelligenter werden, um langfristig mit Computern mithalten zu können.

Eine zunehmende Komplexität sowie lernfähige Rückkoppelungsmechanismen, wie sie in neuronalen Netzen angelegt sind, stellen möglicherweise die wesentlichen Anforderungen an eine Intelligenz dar, die uns überlegen werden kann. Wenn sich auch die kühnen Träume der Künstliche-Intelligenz-Forscher noch lange nicht erfüllen mögen, die memetische Evolution hat alle Zeit der Welt. Solange wir keinen Grund haben zur Annahme, dass unsere Intelligenz oder eine andere für uns unvorstellbare Form etwas Unnachahmliches sind, kann die zukünftige Intelligenz eines Computers oder eines Netzwerks in der Art eines „Global Brain" nicht ausgeschlossen werden. Vielleicht sollten wir nicht auf egozentrische Weise davon ausgehen, dass jegliche Form von Intelligenz auch ein menschenähnliches Bewusstsein besitzen muss. Es wäre schon ausreichend, wenn sie, auch ohne sich auf menschliche Art ihrer selbst bewusst zu sein, aus ihren Fehlern lernen würde. Da ein Computer in seinen Fähigkeiten niemals körperlich beziehungsweise wie wir biologisch begrenzt sein wird, aber schon jetzt Information wesentlich effizienter vervielfältigen kann, müssen wir mit ernsthaften Konsequenzen rechnen, wenn er uns als fehlerhaft und überflüssig erkennt.

Die Memetik hat auch solche Zukunftsvisionen schon entwickelt. Filme wie „Terminator" gaukeln uns vor, dass am Ende mit viel Hollywood-Brimborium eine einzelne Person die ganze Menschheit vor der plötzlich erwachten Intelligenz eines Computersystems rettet, das mit gnadenloser Logik erkennt, dass die Menschen für die weiteren Schritte der memetischen Evolution nicht mehr benötigt werden. Unabhängig von der Hollywood-Traumwelt lassen sich die Selektionsmechanismen täglich beobachten, Systeme (Tonbänder, Schallplatten, veraltete Handys, etc.), die in ihrer Effizienz mit der Datenvervielfältigung nicht mehr mithalten können, werden aussortiert – und auch wir selbst sind jetzt schon am Rande der Erschöpfung! Die derzeit exponentiell wachsende Informationsmenge hat schon heute eine solche Komplexität erreicht, dass unser Gehirn nur mit Hilfe gewaltiger Computer die Illusion einer Überschaubarkeit aufrecht erhalten kann. Wann werden wir aussortiert? Steht uns eine Apokalypse bevor?

Der geeignete Wirt für den nächsten Level memetischer Evolution wären dann vielleicht Computernetzwerke. Eine Verselbstständigung von Information ist bereits zu beobachten: Computerviren vervielfältigen sich schon völlig autonom mit rasanter Geschwindigkeit. Sie wären das geeignete Baumaterial, aus dem sich durch Mutation, also zufällige Veränderungen effizienter vermehrende und zunehmend komplexer werdende Programme (Meme) entwickeln könnten. Die Entwicklung würde nach den Gesetzen der Evolution voranschreiten: ohne einen Schöpfer, ohne ein intelligentes Design.

Es wird also nicht gezielt passieren, ebenso wie keine der bisherigen Entwicklungen der Evolution ein Ziel hatte. Es werden wieder Zufälle sein. So wie auch vermutlich niemand plante, dass ein Netzwerk wenig intelligenter Neurone, wie man sie auch in jeder Muschel findet, in unserer Schädelhöhle ein selbstreflektierendes Bewusstsein entstehen ließ. Der Begriff Emergenz beschreibt das Phänomen, wenn ein Objekt Funktionen besitzt, die durch die Eigenschaften seiner individuellen Bauteile nicht vollends erklärbar sind, das Ganze daher mehr ist als die Summe seiner Teile.

Was ich mit diesem Ausflug in eine fiktive, aber mögliche Welt zu demonstrieren versuche, ist die Notwendigkeit, wachsam zu sein und die Macht der Memetik ernst zu nehmen. Dies gilt nicht nur für zukünftige Entwicklungen, die wir nur erahnen können, sondern auch für die bisherigen: Die Konsequenzen beschränken schon heute unser Leben. Keine Theorie, auch nicht die der Memetik, wird jedoch jemals alles erklären können oder exakte Vorhersagen erlauben. Deshalb beanspruchen wissenschaftliche Theorien weder absolute noch ewig währende Wahrheiten, das ist nicht ihre Absicht: Der Weg ist das Ziel. Daher werden Theorien ständig weiterentwickelt oder sogar komplett ersetzt, wenn sich neue Erkenntnisse durch die bestehende Theorie nicht erklären lassen. So schrieb schon der französische Biologe und Philosoph Jean Rostand im Jahr 1960:

Theorien kommen und Theorien gehen, der Frosch bleibt.

Auch die Evolutionstheorie, die auf Vervielfältigung von Information als Lebensprinzip basiert, wird sich weiterentwickeln. Sie tut aber schon jetzt, was ich von einer guten Theorie erwarte: Sie eröffnet uns Möglichkeiten, die Zukunft besser zu meistern. Denn wenn wir durch sie erkennen, dass die Natur für uns keinen spezifischen Sinn verfolgte, können wir gerade daraus eine erste, lebenswichtige Konsequenz ziehen: Wir müssen und können uns selbst einen Lebenssinn geben. Aus diesem Vorgang könnte dann ein emergentes Phänomen entstehen: Der Mensch erreicht in der Gemeinschaft Dinge, die für ihn als Individuum nicht denkbar wären. Wir könnten beispielsweise eine Kultur schaffen, die auf humanistischen, auf Vernunft basierenden Maximen beruht – und nicht auf Dogmen und überkommenen Ideologien infolge einer zufälligen geschichtlichen Entwicklung. Dabei müssen wir die darwinistischen Prinzipien evolutionärer Gedankenentstehung für uns nutzen dürfen aber Ideen nur unter Gesichtspunkten selektieren, die uns und unsere Umwelt in den Mittelpunkt rücken.

Humanistische Ansprüche zu hegen und der Welt mit wissenschaftlichem Verständnis zu begegnen, schließt sich nicht aus, sondern bedingt sich. So kann vermutlich jeder von uns die Gedanken von Bernhard Moestl nachvollziehen. Er reflektiert in seinem Buch „Shaolin", trotz Kenntnis der wissenschaftlichen Ursache, über das Duften und Leuchten der Blumen:

„… trotz allem haben wir die Möglichkeit zu staunen und uns zu freuen. Wenn nun diese Möglichkeit unser Leben um so vieles schöner macht, warum sollten wir sie dann nicht nutzen? Leben bedeutet für jeden von uns mehr: Gefühle, Beziehungen zu Menschen, Träume und Hoffnungen."

Das Lebensprinzip auf der Basis reiner Informationsvervielfältigung erklärt plausibel, wie Leben entstand. Es begann mit genetischer Information und entwickelte sich qualitativ in Form gedanklicher Information weiter. In Anlehnung an die biologische Informationseinheit Gen nennen wir eine Einheit dieser Art von Information ein Mem. Die Evolution von Memen unterliegt denselben Mechanismen wie die genetische Evolution: Zufall und Auslese auf der Basis umweltbedingter Notwendigkeit. Aus Gedanken werden Ideen. Fallen diese auf den richtigen Nährboden, können sich daraus weltumspannende Ideologien entwickeln.

Wichtig für ein Mem ist dabei nur, sich so effizient wie möglich zu vermehren. Mehr braucht ein Mem nicht, um erfolgreich zu sein. Der Inhalt der memetischen Botschaft ist für das Mem irrelevant, es hat nur Bedeutung für uns und unsere Umwelt. Deshalb können sich Inhalte von Memen logisch widersprechen. Meme vermehren sich inzwischen schneller und effizienter als Gene. Dies ist der Grund dafür, weshalb das Mem über das Gen dominiert. Als Beispiel dient die Geburtenkontrolle: Wir entwickelten Kraft unseres Verstandes kontrazeptive Maßnahmen (Meme). Dennoch gibt es in der evolvierten Ideenwelt zum Thema Geburtenkontrolle auch ein konträres Mem. Hier kursiert die Vorstellung, dass wir durch Verhütung einem höheren Wesen Unrecht tun, also Gott zuwiderhandeln, etwa im Sinne der britischen Komikertruppe Monty Python: „Every sperm is sacred“ (Jedes Spermium ist heilig). Solange es aber für beide Meme, pro und contra Verhütung, noch genügend Wirtsorganismen gibt, in denen sich die entsprechenden Meme vervielfältigen können, werden auch beide weiterbestehen.

Sobald wir akzeptieren, dass Traditionen und Ideologien lediglich Produkte zufälliger memetischer Evolution sind, sollte es uns ein wenig leichter fallen, neue Wege zu gehen, um uns selbst und nicht teils überkommene, Jahrtausende alte Dogmen in den Mittelpunkt unseres Denkens zu rücken.

Unsere Wirklichkeit

Wir leben von Möglichkeiten
und sterben an Wirklichkeiten.
Hans Kudszus

Wie wirklich ist die Wirklichkeit?

Wie unterscheiden wir zwischen Wirklichkeit und Traum? Bevor wir uns mit unserem Bewusstsein befassen, dem womöglich einzigen Schutz gegen die Macht der Meme, sollte uns klar sein, was wir von der Realität überhaupt wissen können. So gibt es immer tiefergehendere Theorien, die zwischen dem, was tatsächlich ist (Realität) und dem, was wir erfahren (Wirklichkeit) unterscheiden. Fast jede Theorie kann ein in sich schlüssiges oder zumindest ein nicht widerlegbares Weltbild liefern. Für mich hat jedoch nur eine Theorie, aus der ich auch praktische Konsequenzen für mein jetziges Leben ziehen kann, einen Sinn. Jede andere ist vielleicht intellektuell ansprechend oder spirituell befriedigend, aber auch nicht mehr.

Wirklichkeit entspricht unserer Wahrnehmung oder auch unserer Vorstellung von der Realität. So gehören Farben in das Reich unserer Wahrnehmung, in der Realität sind sie etwas anderes, das wir nicht verstehen und uns auch nur vorstellen können, wie etwa elektromagnetische Wellen ungleicher Länge – so zumindest die derzeit gängige physikalische Annahme. Die Wirklichkeit ist daher eine subjektive Beschreibung der Realität, aber nicht identisch mit ihr. Dennoch muss die Wirklichkeit die Realität so „realitätsnah" beschreiben, dass ein Überleben in ihr gewährleistet ist. Die Realität, wie sie sich uns darstellt, kann also keine reine Illusion sein, zumindest aus praktischer Sicht. Denn immerhin haben wir uns über viele Millionen Jahre unserer Evolution gut in ihr zurechtgefunden. Dennoch ist unsere Wirklichkeit nur eine subjektive Variante der Realität, anderen Spezies stellt sich die Realität völlig anders dar. Denken Sie nur an Fledermäuse, die den Raum hören können, oder an Hunde, die ihn erriechen. Mit technischen Hilfsmitteln und unserem abstrakt denkenden Verstand können wir die Beschränktheit unserer Wirklichkeit erkennen, bleiben aber dessen ungeachtet bei der Beschreibung der Realität in unseren subjektiven Begriffen gefangen. Eine irreale Wirklichkeit erleben wir im Traum sowie in Illusionen, die uns von einer nützlichen Beschreibung der Realität entfernen. Illusionen sind die Machtbasis der Ideologien.

Die Physik beschäftigt sich gerne mit Dingen, die extrem groß, klein, schwer oder schnell sind. Solche Extreme können wir weder mit unseren Sinnen noch gedanklich erfassen. Die Relativität von Zeit und Raum in einem durch Masse gekrümmten, vierdimensionalen Kontinuum übersteigt unsere Vorstellungskraft. Und auch wenn man „… nicht zunächst über die Quantentheorie entsetzt ist, kann man sie doch unmöglich verstanden haben", schreibt der Physiker Niels Bohr. Gleiches gilt für die alles vereinende String-Theorie, die mindestens elf Dimensionen benötigt, um alle uns bekannten Eigenschaften der Realität zu beschreiben. Wir erleben jedoch die Welt im Mittelmaß, wo Zeit, Raum und Materie eine feste Dauer beziehungsweise Ausdehnung zu besitzen scheinen. Auf dieser Basis schaffen wir uns eine gemeinsame Wirklichkeit, eine Vorstellung der Realität.

Auf dem fiktiven Planeten Solaris in Stanislaw Lems gleichnamigem Roman werden die mit Gefühlen gefärbten Erinnerungen der Raumfahrer zu Realitäten. Das sorgt für tiefste Verwirrung. Wie wissen wir, dass wir morgens nicht aus der Realität aufwachen, um die Wirklichkeit zu träumen? Eine Frage, die sich nicht nur die Raumfahrer stellen mussten.

In Träumen passieren Dinge, die in der Wirklichkeit nicht möglich sind. In ihr erlernen wir unverrückbare und stabile Dinge, die für fast alle Menschen gleich zu sein scheinen. Dazu gehören die Dimensionen Raum und Zeit sowie Normen und Regeln unserer Gesellschaft. Diese gemeinsame Basis nennt der Philosoph John R. Searle den „Hintergrund". Träume finden außerhalb des Hintergrunds statt. In ihnen erreichen wir Orte in Lichtgeschwindigkeit, treffen tote Bekannte oder können manchmal Kraft unserer Gedanken fliegen. Hätten wir jede Nacht denselben Traum, wäre er von der Wirklichkeit schwer zu unterscheiden. Mit der Wiederholung würden wir einen alternativen Hintergrund erlernen. Diesen würden wir möglicherweise nur mit den „Menschen" teilen, die wir auch immer wieder im Traum treffen. Das ist aber glücklicherweise selten der Fall – und so entlarven wir Träume als das, was sie sind. Ich gebe zu, dass ich in stressreichen Zeiten sehr wirklichkeitsnah geträumt habe: Dann kam ich morgens schon mal ins Labor und suchte Ergebnisse von Versuchen, die ich im Traum ausgeführt hatte. Hier spielten sich meine Träume sehr nahe am Hintergrund meiner gelebten Wirklichkeit ab.

Die Macht der Illusion

Wir sehen, hören, riechen und fühlen durch unsere Sinnesorgane – mit allen Einschränkungen: Am blinden Fleck in unserer Netzhaut, dort, wo sich der Sehnerv befindet, sind wir beispielsweise blind. Dennoch konstruiert unser Gehirn ein vollständiges Bild durch die umgebenden Eindrücke und das Bild des anderen Auges – und auf diese Weise eine kleine Illusion. Beim Fernsehen, wenn wir pro Sekunde mit 24 einzelnen Bildern bombardiert werden, haben wir die Illusion einer nahtlosen Bewegung. Kraft unseres Verstandes können wir uns diese Täuschung jedoch bewusst machen und verstehen beispielsweise, weshalb sich im Film die Räder eines Autos auch manchmal gegenläufig zur Fahrtrichtung drehen.

Unser Gehirn empfängt Informationen der Umwelt kodiert über Nervensignale. Die Verarbeitung der Signale ist immer mit einer Annahme gekoppelt, die die Wahrnehmung in eine Richtung lenkt. Das beschleunigt die Erkennung, kann aber auch zu Täuschungen führen. So erkennen wir zum Beispiel Bilder in Mustern, die gar nicht vorhanden sind. Dennoch hat sich diese Form der Wahrnehmung in der Evolution als vorteilhaft erwiesen: Illusionen sind wichtig. Dass wir Dinge erahnen, bevor wir sie erkennen können, hat uns seit Urzeiten überleben lassen. Glauben wir, die Tarnfarben eines Felles im grünen Dickicht zu erkennen, dann konstruiert unser Gehirn sehr schnell, noch bevor es uns bewusst wird, einen Tiger – und wenn sich das Entdeckte später als etwas völlig anderes herausstellt, war es besser, sich kurz erschreckt als zu spät reagiert zu haben.

Die Werbeindustrie hat längst erkannt, dass wir die Realität anders wahrnehmen, wenn sie mit einer Vorahnung oder einem Gefühl verquickt ist – und das verwendet sie gegen uns. Jim Baggott schreibt in seinem Buch „Matrix oder wie wirklich ist die Wirklichkeit“, dass paradoxerweise die materiellen Dinge viel unwichtiger geworden sind als die Botschaften, die sie vermitteln: Wir beziehen kein Haus, sondern geben unserer Zukunft ein Zuhause, wir fahren nicht Auto, sondern schätzen den Vorsprung durch Technik und die Tatsache, dass nichts unmöglich ist. Wir trinken Bier, weil es das einzig Wahre ist und geben gerne auch etwas mehr aus, weil es schon immer etwas teurer war, einen besonderen Geschmack zu haben. Wir wollen auch nicht einfach nur einen Joghurt essen. Wir wollen einen Immunstimulator, der uns wetterfest macht und unsere Verdauung auf Trab bringt.

Mit diesen Slogans (auch Meme) konstruiert die Werbeindustrie für uns eine neue Wirklichkeit, indem sie durch ständige Wiederholung unseren gemeinsamen Hintergrund verändert, auf dem unsere Wahrnehmung der Realität basiert. Da wir ihn mit anderen teilen, akzeptieren wir die veränderte Wahrnehmung als real, werden so von Waren abhängig gemacht, ohne es zu merken: Beispielsweise steigt der Umsatz an Aromastoffen weltweit stetig an. Die Industrie konditioniert uns immer mehr auf künstliche Aromen. Wir halten inzwischen den künstlichen Geschmack für den natürlichen. Bei einem Test schmeckte der Fruchtjoghurt mit Aromastoffen den meisten Studenten besser als der mit frischen Früchten. Die Firma Wild wäre mit ihrem Produkt Capri-Sonne laut einem Spiegel-Bericht fast pleite gegangen, als sie versuchte, Orangensaft ohne Zusätze zu verkaufen. Wir sind in der Traumwelt angekommen.

In dem Film „Die Truman Show“ erschafft die Werbeindustrie für Truman eine künstliche Realität, die ihm als die normale Welt erscheint. Hier wird er in Big Brother-Manier von einer Dauerwerbesendung für Produkte missbraucht, ohne dass er dies weiß. Während wir über Truman lächeln, erkennen wir nicht, dass wir selbst alle Trumans (True-Man, der wahre Mensch?) sind: Wir fristen selbst unser Dasein in einer Kunstwelt. Unser Konsumverhalten wird ständig analysiert und manipuliert, um den Verkauf zu optimieren. Es wird geschickt versucht, uns davon abzuhalten, in die reale Welt zurückzukehren, wo wir noch Äpfel essen und nicht künstliche Aromen.

Die Manipulation der Masse ist ein wichtiges Element unserer wirtschaftlichen, aber auch politischen und religiösen Kultur. Man füttert uns mit Träumen von einer Zukunft, die jedoch nur zu erreichen ist, wenn wir den Verheißungen glauben. Fürs Jenseits ist die Kirche zuständig. Fürs Diesseits unsere Konsumgesellschaft. Sie verspricht uns Reichtum und selbst Klugheit, solange wir weiter ihre Produkte konsumieren – und auf die Kräfte des Marktes vertrauen.

Ungezügelter Konsum erzeugt eine neue Form von Einsamkeit. Wir wissen, dass wir uns selbstmörderisch verhalten, und doch machen wir weiter.
Václav Havel

Dabei werden wir zu Abhängigen und damit zu modernen Lohnsklaven, weil wir für Dinge arbeiten, die wir eigentlich gar nicht bräuchten. Zudem können wir die Perfektion, die uns die Werbung als Realität vorgaukelt, gar nicht erreichen. Das ist auch nicht ihr Ziel. Im Gegenteil, wir Konsumenten leben in einer Illusion, in der sich für uns letzten Endes nie Zufriedenheit einstellen darf: Das Bruttoinlandsprodukt muss permanent wachsen, ebenso wie die Fülle an Information.

Da ist für Besinnung kaum noch Zeit. Umsatzsteigerung, stetiger Konsum und Schnelllebigkeit paaren sich mit kontinuierlichem, technologischem Fortschritt. Wir arbeiten im Dienste der Datenvermehrung. Die berechtigte Frage ist hier jedoch: zu wessen Vorteil? Vorgegaukelte Träume sind Meme, also auch eine Form von Information, die uns beherrscht und treibt. Ideen vervielfältigen sich, deren Ziel ist jedoch nicht unbedingt unser Wohlergehen: Das Lebensprinzip der Informationsvermehrung testet nur, welches Mem fruchtbarer auf dem Nährboden unserer Gehirne gedeiht als andere. Das sich am effizientesten vermehrende Mem dominiert, auch wenn es auf unsere Kosten geht. Je mehr wir durch die Macht der Meme in einer Illusion, einer von der Realität immer weiter entfernten Wirklichkeit leben, umso effizienter vergrößert sich die Datenflut und umso lebensunfähiger werden wir.

Die realen Folgen irrealer Wirklichkeit

Wirklichkeit ist für uns das, was wir vor dem gemeinsamen Hintergrund erleben und empfinden. Da wir alle mit denselben Slogans gefüttert werden, wird die Irrealität zu unserer neuen Wirklichkeit.

Die rapide Vervielfältigung von Memen wird favorisiert in einer kapitalistisch geprägten Gesellschaft. Der Kapitalismus bietet für sie den nährstoffreichsten Boden. In keiner anderen Wirtschaftsideologie – selbst Produkt der Memetik – entwickelt und vermehrt sich Information rasanter. So ist es rückblickend wenig überrraschend, dass er sich bis dato als Wirtschaftsform durchsetzte. In keiner anderen Ideologie wirken die Kräfte der memetischen und der genetischen Information synergistischer. Die eine strebt nach Vervielfältigung geistiger Information und der daraus resultierenden Macht, die andere nach dem Ausleben des Sexualtriebs – ebenso eine Form der Macht. Beide sind treibende Kräfte auf der täglichen Jagd nach den Gütern des Konsums. So werden Innovationen, die meist direkt oder indirekt der Vermehrung von Information dienen, oft mit persönlichem Reichtum, Macht und Anerkennung belohnt. Es ist daher nicht verwunderlich, dass im kapitalistischsten System die leistungsfähigsten Computer und das Handy entwickelt wurden und das Internet entstand, das Information mit nahezu Lichtgeschwindigkeit verbreitet. Diese neue, veränderte Wirklichkeit wirkt über unser Gehirn auf unseren Körper, beeinflusst unser Denken und Handeln. Die Folgen sind dramatisch, weil unser Körper in der realen Welt gefangen bleibt: Der Fischer und Sammler in uns verzeiht uns den künstlichen Erdbeergeschmack nicht.

Die Evolutionsmedizin zeigt deutlich auf, wie wir unsere Grenzen überschreiten, meist ohne es zu merken. Das fängt schon bei dem banalen Beispiel der Hygiene an: Vor den Zeiten moderner Hygiene entwickelten wir uns gemeinsam mit bestimmten Parasiten. Damit diese in uns leben können, geben sie Stoffe ab, die unser Immunsystem hemmen. Weil wir uns von ihnen befreit haben, verhindern wir deren natürliche Wechselwirkung mit unseren Abwehrkräften. Die Folge: Unser Immunsystem greift ungehemmt immer öfter unser eigenes Gewebe an. Das kann von chronischen Darmerkrankungen wie Morbus Crohn bis hin zu anderen Autoimmunkrankheiten wie beispielsweise Multipler Sklerose oder rheumatoider Arthritis führen. Für einige allergische Erkrankungen wird neben einer steigenden Schadstoffbelastung eine übertriebene Hygiene verantwortlich gemacht. So werden in klinischen Versuchen Kinder mit abgetöteten Bakterien erfolgreich gegen Allergien geimpft, da ihnen inzwischen das Spielen im Schmutz fehlt. Moderne Probleme erfordern moderne Maßnahmen.

Die Beispiele sollen nicht dazu verleiten, die Wohnung nicht zu reinigen oder auf Körperhygiene zu verzichten. Sie illustrieren jedoch, wie komplex und unüberschaubar die natürlichen, biologischen Wechselwirkungen sind und wie problematisch es sein kann, wenn wir aufgrund unserer kulturellen Entwicklung keine Rücksicht auf genetisch etablierte Mechanismen nehmen und dabei glauben, nur das Beste für uns zu tun. Aus diesen Fehleinschätzungen entstehen ernste Krankheiten.

Wir bewegen uns immer weniger. So gibt es kaum noch Tätigkeiten ohne elektrische Hilfsmittel. Aber das ist alles kein Problem, wie uns die Konsumgesellschaft suggeriert. Im Gegenteil, sie gibt uns das Gefühl, dass wir durch Nutzung dieser technologischen Verbesserungen wie die gesund wirkenden Menschen aus der Werbung werden – mit strahlend weißen Zähnen und gestählten Körpern. Wir bewegen uns nur in einem Maß, das ein Minimum dessen darstellt, was unser Körper zu leisten im Stande ist.

Nach meiner Teilnahme am Ultradistanz-Rennen „Race Across America“ wurde ich gefragt, ob Sport nicht Mord sei. Diese Frage war nicht nur als Scherz gemeint und gerade deshalb ein Hinweis darauf, dass in unserer Gesellschaft so einiges falsch läuft. Ich habe damals geantwortet, dass wir mehrere Stunden Bewegung täglich für unnormal halten, obwohl wir als Fischer und Sammler, die wir biologisch ja noch sind, einen Großteil des Tages körperlich aktiv waren. Die kurze Antwort wäre gewesen: „Kein Sport ist Mord.“ Die ausführliche Antwort halten Sie gerade in den Händen.

Kleine Kinder sind immer aktiv, die perfekten Ausdauersportler. Doch mit jedem Lebensjahr verbringen viele von ihnen mehr und mehr Zeit vor dem Fernseher oder dem Computer und werden so auf eine Karriere als willfährige Konsumenten vorbereitet. Reduzierter Energiebedarf wird kombiniert mit einer falschen und kalorienreichen Ernährung: Nicht nur die Rate des klassischen Erwachsenen-Diabetes steigt in bedrohlichem Ausmaß, es waren auch noch nie so viele Kinder fettleibig.

Ich selbst habe in meiner Forscher-Karriere lange Zeit in unseren Genen nach einer Erklärung dafür gesucht, vielleicht auch nach einer Entschuldigung. Umsonst. Es gibt zwar seltene Erkrankungen, deren Ursache eine Mutation ist. Das erklärt aber nicht die Häufigkeit krankmachenden Übergewichts in der heutigen Zeit. Schuld ist eine Nebenwirkung der Inhalte der memetischen Evolution, die uns unser genetisches Erbe ignorieren lässt und die unsere kulturelle Entwicklung weiter vorantreibt. Diese ist zwar für die Informationsvermehrung ideal, schadet uns aber. Solange uns das nicht bewusst ist, bleiben wir Opfer dieses Prozesses.

Das häufige Vorkommen von vielen Krebserkrankungen in Industriestaaten wird inzwischen auf eine chronische Störung unseres Immunsystems zurückgeführt. Die Ursache: eine lebensgefährdende Kombination aus langjähriger Fehlernährung, Bewegungsmangel und Stress. Aus dieser tödlichen Trias entwickelt sich ein Missverhältnis zwischen immunregulierenden Botenstoffen unseres Körpers. Dies führt zu einer chronischen Entzündung sämtlicher Systeme. Die Immunüberwachung arbeitet immer unzuverlässiger. So kann es passieren, dass zu Krebsvorstufen mutierte Zellen, die ständig in uns entstehen, nicht erkannt und somit auch nicht vernichtet werden. Eine solche Zelle genügt, um das Leben des Betroffenen grundlegend zu verändern.

Solche Mutationen sind jedoch natürlich und entstehen immer wieder zufällig. Geschehen sie in den Samenzellen, stellen sie den Motor der Evolution dar, können aber auch erbliche Krankheiten verursachen. Entstehen sie in unseren Körperzellen, wird es extrem gefährlich, wenn dadurch die betroffenen Zellen zu Krebszellen entarten. Alles, was unser Erbgut schädigt und dadurch die Mutationsrate erhöht, wie radioaktive Strahlung, übermäßiges Sonnenbaden oder viele der chemischen Bestandteile des Zigarettenrauchs, steigert die Wahrscheinlichkeit, an Krebs zu erkranken. Jedoch auch alles, was unser Immunsystem daran hindert, die mutierten Zellen wieder unschädlich zu machen.

Trotzdem wurde der Tabakanbau noch bis vor einigen Jahren mit deutschen Steuergeldern subventioniert, die Zigarettenwerbung auch nur eingeschränkt verboten. Selbst die Gefahr, die von der radioaktiven Kernkraft ausgeht, wird trotz Tschernobyl und Fukushima ständig heruntergespielt, wider den gesunden Menschenverstand, der ein Restrisiko niemals tolerieren dürfte. Auch die Wellnessindustrie mit ihren Sonnenbänken schafft Arbeitsplätze, sorgt für Konsum – auch wider alle Vernunft.

Wir werden Zeugen eines merkwürdigen Phänomens: TV-Kochshows boomen und die Fertigkost-Industrie verzeichnet wachsende Umsätze. Convenience-Food ist in aller Munde: Wir verlernen zu kauen. Weil wir unsere Kiefer weniger belasten, tragen Menschen immer häufiger Zahnspangen. Leicht zu schluckendes Fast-Food schafft jedoch Arbeitsplätze in vielen Bereichen, insbesondere dann, wenn die „kulinarische" Bombe explodiert. Manchmal lebensfroh, vielleicht auch unbewusst suizidal, tragen immer mehr Menschen überschüssiges Körperfett wie einen Sprengstoff-Gürtel mit sich herum, eine tickende Zeitbombe. Untrügliche Zeichen für die drohende Explosion, die sich in einem Herzinfarkt oder Hirnschlag äußert, sind die erhöhten Werte für Blutzucker und Blutdruck sowie Arterienverkalkung und Atemnot bei leichten Belastungen. Diese sind oft schon durch schmerzhafte Gelenkbeschwerden nur eingeschränkt möglich. Warum ist eine bedrohlich wachsende Mehrheit in reichen und zunehmend auch in armen Ländern unfähig, diesen Trend zu stoppen?

Chronische Entzündung, verursacht durch Fehlernährung und Bewegungsmangel, kombiniert sich mit einer inhaltlichen Leere, die jedem in einer primär auf Konsum orientieren Gesellschaft droht, zu einem gesundheitlich gefährlichen Mix. Oft verlieren die luxuriösen Ziele an Bedeutung, auf die wir ein Leben lang durch unsere Umwelt konditioniert wurden: Die als erstrebenswert erachteten Ziele, meist materieller Natur, werden als das gesehen, was sie sind: nicht erreichbar oder nicht mehr erfüllend. Desillusioniert schmieden wir jedoch selten neue Pläne. Dazu kommt es immer häufiger zu einer sozialen Verarmung. Zu viele Jahre pflegte man den Konsum und nicht die Freundschaften. Die Folgen sind oft Depressionen sowie degenerative Leiden des Gehirns, wie zum Beispiel Morbus Alzheimer: alles keine guten Aussichten auf einen glücklichen Lebensabend.

Wir leben in einer Informationsgesellschaft, in der ständig kommuniziert wird. Nicht nur ältere Menschen haben Probleme, sich in der wachsenden Datenflut zurechtzufinden, unser Gehirn ist dazu einfach nicht in der Lage. Die Pharmaindustrie verspricht Abhilfe mittels IQ-Doping mit neuen

Medikamenten, deren Wirkungsweise oft nur ansatzweise verstanden wird. Meist werden sie heimlich eingenommen. Es ist abzusehen, dass Aufputschpillen für die grauen Zellen mehr und mehr zum Alltag werden. In einer Gesellschaft, in der mentale Fitness im Dienste der Datenvermehrung erwartet wird, sind alle Mittel recht – auch eine Manipulation des Verstandes. Knapp eine Million Deutsche betreiben mittlerweile regelmäßig Hirndoping, wie mit dem Wirkstoff Methylphenidat, der gerne Kindern mit Aufmerksamkeits-Defizit-Syndrom (ADS) verordnet wird. Dies geschieht in der Hoffnung, dass sie damit ihren stressreichen Alltag besser bewältigen können – ein finaler und sicherlich verzweifelter Versuch vieler, den Ansprüchen der Maxime des modernen Lebens gerecht zu werden. Die Pharmaindustrie wittert zu Recht einen gigantischen, langfristigen Markt. Die Langzeitfolgen sind noch unbekannt, aller Voraussicht nach werden sie aber nicht erfreulich sein – wie es meistens der Fall ist, wenn der Mensch in die Natur, insbesondere die eigene, eingreift.

Auch die Milliardenumsätze mit etablierten Starkmachern wie Wachstumshormon und Erythropoetin (kurz: Epo) lassen sich nicht durch den medizinischen Bedarf oder den eigentlich verbotenen Einsatz bei einigen Profisportlern erklären, sondern durch die Millionen von dopenden Amateursportlern. Es ist durchaus möglich, dass sich auch das Gehirndoping zu solch einem gewaltigen Markt entwickeln wird – für eigentlich gesunde Menschen!

Homo hamburgensis aus der medizinischen Traumfabrik

Es kann und darf nicht unser Ziel sein, uns mithilfe von Medikamenten an eine bewegungsarme und kalorienreiche Lebensweise anzupassen. Nicht nur, weil es uns nicht gelingen kann, sondern auch, weil hier mit gewaltigem Aufwand teure Illusionen verkauft werden. Wir werden davon abgehalten, uns der Realität zu stellen. Das Problem ist ein strukturelles: Die größten Umsätze machen die Pharma-Riesen nicht mit Prävention, sondern mit den gewinnbringenden Versuchen, den Menschen möglichst lange für seine unnatürliche

Lebensweise am Leben zu halten. So geben Pharmakonzerne Unsummen für die Utopie eines „*Homo hamburgensis*“ aus, eines durch Medikamente an Fast-Food angepassten *Homo sapiens*. Er steht sinnbildlich für die angestrebte nächste Stufe memetischer Evolution des Menschen: Trotz wenig Bewegung könnte er alles essen, ohne dick und krank zu werden. Doch für solch eine Pille ist die menschliche Biologie zu komplex. Genau das ist auch der Grund dafür, dass wir ein langes, gesundes Leben nicht über irgendwelche Therapien erreichen können, seien sie noch so aufwändig und teuer.

Ein wichtiges Studienobjekt der biomedizinischen Forschung ist ein etwa ein Millimeter langer Wurm. Er besteht aus exakt 1.031 Zellen, 302 davon sind Nervenzellen. Sein Bauplan besteht aus etwa 20.100 Genen, und diese Entdeckung war für die Wissenschaft eine große Überraschung. Obwohl wir milliardenfach komplexer sind (wir haben alleine im Gehirn 100 Milliarden Nervenzellen), besitzen wir gerade einmal zehn Prozent mehr Gene als der kleine Wurm. Wie ist das möglich? Eine Antwort gibt uns ein kleiner Ausflug in die Welt der medikamentösen Wirkstoffe. Dort erhalten wir eine Erklärung dafür, wie mit einigen wenigen Bausteinen biologische Systeme eine enorme Komplexität erreichen. Das hat für uns erstaunliche Konsequenzen, wie das Beispiel der Wunderdroge Aspirin eindrücklich belegt.

Wenn Sie Zahnschmerzen haben und dagegen Aspirin schlucken, hemmen Sie mit dessen Wirkstoff ein ganz bestimmtes Zielprotein in allen Ihren Körperzellen. Das spezielle Protein ist erforderlich für die gezielte Umwandlung bestimmter inaktiver Botenstoffe, Prostaglandine genannt, in ihre aktive Form. Diese aktiven Prostaglandine fördern entzündliche Reaktionen. Der Schmerz verschwindet, wenn die Produktion der Botenstoffe durch die Aspirinbedingte Hemmung ausbleibt. Der Bauplan für das Zielprotein des Aspirin-Wirkstoffes ist, wie für jedes andere Protein, in einem Gen festgelegt. Gene steuern somit über die Herstellung spezifischer Proteine unseren Stoffwechsel, den Körperbau und sämtliche andere Körperfunktionen, wie zum Beispiel Entzündungen.

Damit beim Menschen mit der annähernd selben Anzahl von Genen eine, im Vergleich zum Wurm, weitaus größere Anzahl von biologischen Funktionen gesteuert werden kann, wird ein und dasselbe Gen beziehungsweise das davon abgeleitete Protein mehrfach genutzt, jedoch in unterschiedlicher Kombination mit anderen Proteinen. In etwa so, wie wenn der Bauplan für das Rad nicht nur bei der Konstruktion eines Autos, sondern auch bei der einer mechanischen Uhr verwendet wird. So reguliert das Zielprotein für Aspirin nicht nur die Umwandlung von entzündungsverursachenden Prostaglandinen, sondern auch von solchen, die den Aufbau der schützenden Magenschleimhaut steuern und die Körpertemperatur erhöhen, die Blutgerinnung hemmen und die Geburtswehen mit beeinflussen. Die Natur kann durch die Mehrfachnutzung eines bewährten Systems auf sehr elegante Weise Komplexität erreichen. Das Beispiel zeigt aber auch, weshalb selbst bei Medikamenten, die gezielt auf ein Protein wirken, immer auch mit unerwünschten Wirkungen zu rechnen ist. Amerikanische Werbespots gaukeln Konsumenten vor, dass eine kleine, tägliche Aspirintablette vor Herzinfarkt schützt. Das stimmt zwar nicht, erklärt unter anderem aber den enorm hohen Aspirinverbrauch in den USA. Die Folgen: Jahr für Jahr werden alleine in den USA hunderttausende von Menschen mit Magenblutungen in Krankenhäuser eingeliefert, ein Sechstel stirbt an Komplikationen. Das *New England Journal of Medicine* hat errechnet, dass Aspirin und damit verwandte chemische Wirkstoffe als Ursache an fünfzehnter Stelle der US-amerikanischen Todesstatistik stehen – gleich neben dem AIDS-Erreger.

Die Hoffnung, ein spezifisches Zielprotein zur Therapie jeder erdenklichen Krankheit zu finden, hat sich bei der Entschlüsselung des menschlichen Genoms zerschlagen. Spätestens da wurde allen Beteiligten klar, dass nebenwirkungsfreie, gezielte Therapien nicht mehr zu erwarten sind: Es gibt dafür einfach nicht genügend Gene. Diese Erkenntnis läutete auch das Ende des Biotech-Booms ein. Nun galt es, ganz neue Wege zu suchen. Dennoch begann mit dem kompletten Wissen über die gesamte menschliche Erbinformation eine wissenschaftlich sehr spannende Periode. Viele alte Fragen konnten erneut gestellt werden.

Es gibt zwei Arten, Gene zu analysieren. Man kann untersuchen, wie sie aussehen (sequenzbasierte Genom-Analyse). Man kann aber auch erforschen, welche Auswirkungen genetische Veränderungen haben (funktionelle Genom-Analyse). So verraten beispielsweise die Mutationen der schweren, erblichen Formen von Alzheimer die krankmachenden Gene; die Symptome der Patienten geben wiederum indirekt Hinweise auf deren normale Funktion. Obwohl jedoch die so genannten Alzheimer-Gene die vererbbaren Fälle mit meist schwerem Verlauf erklären, bleibt es weiterhin ein Rätsel, warum so viele Menschen an Alzheimer erkranken – denn die häufigere Form ist nicht rein erblich. Gene spielen zwar eine Rolle, aber andere Faktoren, wie beispielsweise unser Verhalten, sind mit entscheidend.

In diesen häufigen Fällen ist auch nicht ein einzelnes Gen, sondern das Zusammenspiel von möglicherweise mehreren hundert Genen von Bedeutung – für jeden Patienten vermutlich in einer einzigartigen Kombination. Und je mehr Gene eine bestimmte Körperfunktion steuern, desto mehr Einfluss gewinnt unser Lebensstil auf die Entstehung und den Verlauf der Krankheit. Dies gilt für alle Zivilisationskrankheiten. Inzwischen findet sich bei jedem von uns eine komplexe genetische Veranlagung für diese Leiden, denn wir leben als Fischer und Sammler in einer für unsere Bedürfnisse völlig unnatürlichen Welt.

Aufgrund des „Multi-Taskings" unserer Gene und der Komplexität der krankheitsverursachenden Mechanismen wird klar, warum Medikamente nur bedingt von Nutzen sind, und darüber hinaus eine Vielzahl von unerwünschten Wirkungen entfalten. Aus dieser Problemstellung heraus versuchen Pharmaforscher eine personalisierte Therapie zu entwickeln: Wenn die Natur sozusagen einen Cocktail von Genen nutzt, um eine bestimmte Funktion im Körper zu regulieren, dann müsste man nur jedem Patienten einen speziell zusammengemixten Medikamenten-Cocktail verabreichen. Es ist unwahrscheinlich, dass man jemals herausfinden wird, welche speziellen Gene bei welchem Menschen eine bestimmte Krankheit verursachen. Und es ist noch unwahrscheinlicher, dass ein entsprechender Medikamenten-Cocktail frei von unerwünschten Wirkungen oder auch nur bezahlbar wäre. Lassen wir der Pharmaindustrie ihre Träume. Hauptsache, *wir* wachen auf.

Es gibt jedoch eine personalisierte Gesundheitspflege, die schon heute funktioniert. Sie besteht aus einem Wirkstoff-Cocktail, basierend auf mehreren Millionen Jahren des Experimentierens und der Anpassung an die Bedürfnisse des Fischers und Sammlers: eine natürliche Ernährung. Was die Natur dem Fischer und Sammler zu geben hat, ist alles, was für ein gesundes Leben nötig ist. Kein chemisches Mittel kann dies ersetzen. Demzufolge gibt es nur eine lebenserhaltende Strategie ohne nachteilige Wirkungen: Vorbeugung!

Mus hamburgensis oder „Fressen macht schlank“

Auf der Suche nach neuen therapeutischen Möglichkeiten für Zivilisationserkrankungen entwickelten wir in meiner früheren Firma ein spezielles Forschungsprogramm. Es basierte auf einer speziellen Technologie, die es ermöglicht, sehr effektiv mutierte Gene zu identifizieren. Wir konzentrierten uns auf solche Mutationen, die medizinisch relevante Körperfunktionen beeinflussen. Dazu forschten wir an Mäusen, mit denen wir immerhin etwa 97 Prozent der genspezifischen Information des Erbguts teilen.

Wir suchten gezielt nach solchen Mäusen, die durch zufällig entstandene Mutationen resistent gegen bestimmte Zivilisationserkrankungen wie Fettsucht oder die durch Fehlernährung erworbene Form von Diabetes mellitus sein würden. Dann würde das mutierte Gen, das die Mäuse vor der Krankheit schützt, identifiziert werden müssen. Mit diesem Wissen sollten daraufhin Medikamente entwickelt werden, mit denen dasselbe Gen, das bei uns nicht mutiert ist und uns keinen Schutz vor Hamburgern verleiht, beeinflusst werden kann. Denn leider werden wir dick, wenn wir zu viele davon essen. Das Ziel war also, beim Menschen dasselbe Phänomen medikamentös hervorzurufen, das wir bei den mutierten Mäusen zu entdecken hofften – Gesundheit trotz schlechter Ernährung.

Das menschliche Erbgut besteht, ebenso wie das von Mäusen, aus knapp drei Milliarden chemischen Buchstaben. Kopierfehler sind zwar Motor der Evolution, die natürliche Mutationsrate ist jedoch sehr klein. Infolgedessen hätte man einige Millionen Mäuse testen müssen, um mit Glück auch nur eine zu finden, die einen zufälligen Fehler trägt, der eine biologische Veränderung, wie zum Beispiel Resistenz gegen Fettsucht, hervorruft. Wir ließen uns etwas einfallen und entwickelten eine weitere Methode unter dem Arbeitstitel: High-Speed Evolution (Evolution im Zeitraffer). Wir erhöhten medikamentös die natürliche Mutationsrate auf etwa das Tausendfache. Dadurch genügten uns schon wenige tausend Mäuse, um praktisch jedes Gen befragen zu können, ob es eine Resistenz gegen Fettsucht verleiht. Und ähnlich wie bei der Suche nach antibiotikaresistenten Bakterien machten wir eine Selektion: Wir gaben den Mäusen eine High-Fat-Diet (fettreiche Ernährung), die wir scherzhaft auch als Hamburger-Diät bezeichneten.

Gesunde Mäuse reagieren auf falsche Ernährung wie wir Menschen: Sie werden dick und bekommen Diabetes. Nun suchten wir unter unseren genetisch veränderten Mäusen nach der „*Mus hamburgensis*“ (*Mus* ist der Fachbegriff für Maus, *hamburgensis* eine Anspielung auf die spezielle, fettreiche Diät, die sie hervorbringen sollte), nach einer neuen Variante, die gegen die Folgen der Hamburger-Diät resistent sein sollte. Mit Erfolg!

Mus hamburgensis fällt nicht nur auf, weil sie gegen die Krankheit verursachende Wirkung fetter und kohlehydratreicher Nahrung geschützt ist. Diese Fehlernährung scheint ihr sogar gut zu tun: Je fetter das Futter, desto schlanker wird sie. Sie ist damit sogar resistent gegen den so genannten Altersdiabetes, den ihre normalen Käfiggenossen schon nach wenigen Wochen der Völlerei entwickeln.

Es gelang uns, das für die Fettresistenz der Mäuse verantwortliche Gen zu identifizieren. Dieses Gen enthält den Bauplan für ein spezielles, bis dahin unbekanntes Proteinmolekül, das es den Mäusen ermöglicht, durch die mutationsbedingte Funktionsänderung, trotz hoher Kalorienzufuhr, nicht dick und krank zu werden. Dank der Tatsache, dass das komplette Erbgut des Menschen inzwischen entschlüsselt vorlag, war es leicht, das entsprechende Gen des Menschen zu finden. Was aber war die normale Funktion dieses Gens? Warum konnte es durch natürliche Evolution entstehen? Es existierte sicher nicht, um von uns manipuliert zu werden, damit wir den ungesunden Lebensstil unbeschwert fortsetzen können.

Während wir versuchten, Antworten auf unsere vielen Fragen zu finden (denn ohne beruhigende Antworten ist eine Medikamentenentwicklung ethisch nicht vertretbar), kursierten viele Scherze in unserer Firma. Würde McDonalds unser Hauptinvestor? Würde man in Zukunft das mithilfe von Mus hamburgensis entwickelte Medikament sogar in Hamburger mischen? Oder gleich ins Trinkwasser?

Diese Fragen illustrieren, in welche Richtung die pharmazeutische Forschung zielt. Auch wenn wir alle froh sind, bei unerträglichen Schwerzen ein Analgetikum einzunehmen oder bei einer bakteriellen Infektion ein

Antibiotikum zur Verfügung zu haben, geht es ihr bei der Entwicklung zukünftiger Märkte nicht darum, uns einen gesünderen Lebensstil nahezubringen. Es geht der Industrie darum, lukrative Wege zu finden, uns an einen ungesunden Lebensstil anzupassen und uns von ihren Medikamenten abhängig zu machen.

Wir können noch eine andere Lehre aus dieser Geschichte ziehen: Es wäre aufgrund der bisherigen, durch die Arbeit bei den Mäusen gewonnenen Erkenntnisse nicht abwegig anzunehmen, dass immer wieder ein *Homo hamburgensis*, um die Logik der Namensgebung zu übernehmen, unter uns weilen wird. Bei etwa sieben Milliarden Menschen ist die natürliche Mutationsrate genügend hoch, dass da und dort ein Mensch mit entsprechender Mutation geboren wird. Er würde vermutlich kaum auffallen, auch wenn er trotz einer extremen Variante westlicher Ernährung schlanker werden würde. Er wäre vielleicht ein Ausdauersportler: *Mus hamburgensis* zeigt einen etwas erhöhten Bewegungsdrang. Der erklärt aber bei weitem nicht die Schlankheit der Mäuse, und bei *Homo hamburgensis* würde wahrscheinlich auch niemand so genau nachmessen. Vielleicht wäre er etwas weniger fruchtbar, genauso wie sein kleiner grauer „Gen-Zwilling", der relativ kleine Würfe zeugt.

Ich vermute, dass Sie jetzt stutzig geworden sind. Immerhin habe ich an früherer Stelle behauptet, unsere genetische Evolution sei zum Stillstand gekommen. So dürfte es auch keine Anpassung im Sinne eines *Homo hamburgensis* mehr geben? Das ist richtig, denn für einen evolutionären Erfolg reicht eine bloße verbessernde Mutation nicht aus, es muss auch eine Selektion stattfinden. Der herkömmliche, zu Fettsucht neigende Mensch müsste aussterben, um einem *Homo hamburgensis* Platz zu machen. Dies wird glücklicherweise nicht passieren. Und so werden sich weiterhin in unheilvoller Allianz die Fast-Food-Ketten und die Pharmaindustrie ihre Konsumenten gegenseitig zuspielen. Es ist daher höchste Zeit, dass sich der *Homo sapiens* auf die Bedeutung seines „Nachnamens" besinnt, auf seine Fähigkeit zur Einsicht und Weisheit.

Was ist schon normal?

Die Lebenserwartung in Deutschland steigt weiter an: Laut Statistischem Bundesamt lag sie im Herbst 2009 für neugeborene Jungen bei 77 und für Mädchen bei 82 Jahren, in dem darauffolgenden Jahrzent kam ein weiteres Lebensjahr dazu. Die Entwicklung ist bei erster Betrachtung erfreulich. Sie ändert allerdings nichts an den trüben Aussichten für unsere zweite Lebenshälfte. Wie eingangs erwähnt, steigen ebenso die Jahre schwerer Erkrankung. Dennoch ist der stetige Anstieg des durchschnittlichen Lebensalters ein Indiz dafür, dass wir unser Höchstalter noch nicht erreicht haben. Was wäre unser mögliches, erreichbares Alter, wenn wir uns „artgerecht" verhalten würden?

Medizinische Diagnostik und therapeutische Intervention arbeiten viel mit dem Begriff „normal". Die Frage ist nur: Was ist eigentlich normal und was nicht? Das ist nicht nur eine akademische Frage. In der Medizin benötigt meist das, was nicht der Norm entspricht, eine Therapie: Es erschafft damit einen Markt! Die Antwort hängt also sehr davon ab, wie und wem man die Frage stellt.

Normal entspricht nach gängiger Definition einer statistisch definierten Bandbreite um den Durchschnittswert einer Messgröße, wie etwa der Körpermaße in der Bevölkerung. Man nennt deshalb eine graphische Darstellung der Messwerte in Relation zu ihrer Häufigkeit eine Normalverteilung. Sie nimmt meist Glockenform mit einem dicken Klangkörper an (Gauß-Kurve). Die etwas flacheren Seiten rechts und links repräsentieren dabei die Extreme und oft das Kranke. In puncto Körpergewicht wären es die extrem leichten und die sehr schweren Menschen. Dazwischen liegt das weite Feld der Normalität. Diese Bezeichnung enthält eine falsche, subjektive Bewertung: Was normal ist, muss noch lange nicht gut sein. Ein Beispiel: Fütterten wir einen Löwen mit Heu, würde er nicht lange leben – und auf der statistischen Normalkurve für das Lebensalter als Extrem auf der linken Seite auftauchen. Wenn wir jedoch *alle* Löwen mit Heu fütterten, würde sich die gesamte Normalkurve nach links verschieben. Es wäre normal für Löwen, nicht sonderlich alt zu werden. Für Löwen erscheint das Beispiel ziemlich abwegig, für uns Menschen jedoch nicht: Wir ernähren uns schon seit langem nicht mehr artgerecht. Die Normalkurve für unsere Lebenserwartung ist somit nach links verschoben und damit nicht normal, obwohl sie normal aussieht.

Menschen sind heute im Schnitt größer als noch vor wenigen Jahrhunderten. Die kleinen Rüstungen von damals illustrieren dies eindrücklich. Diese veränderte Normalgröße ist unserer nährstoffreicheren Ernährung in den frühen Wachstumsjahren zu verdanken. Hier bestimmt unser Verhalten, was zur Normalität wird.

Unsere Gesundheit hängt von zwei Faktoren ab: von unserem Erbgut und von unserem Verhalten. Wir haben uns genetisch so entwickelt, dass wir mit wenig Nahrung weite Strecken laufen können. Heute führen chronischer Bewegungsmangel und kalorienreiche Ernährung zu stetiger Gewichtszunahme, mit zum Teil dramatischen persönlichen und gesundheitspolitischen Konsequenzen. Die Normalität bleibt erhalten, weil sich unsere Gewichtskurve einfach nur nach rechts verschiebt. Und die Fast-Food-Menüs und Konfektionsgrößen wachsen munter mit. Was beispielsweise vor kurzer Zeit noch Damen-Kleidergröße 40 war, ist heute nur noch 38. Normalität ist eine Illusion.

Über hunderttausende von Generationen hinweg haben wir uns an Bedingungen angepasst, die heute nicht mehr vorhanden sind: Wir haben unser Leben auf dramatische Weise verändert, haben uns die Welt im wahrsten Sinne des Wortes untertan gemacht. Die Situation ist aber nicht hoffnungslos. Wir haben heute das Wissen und die Möglichkeit, unsere Zukunft selbst zu gestalten. Es ist höchste Zeit, dass wir herausfinden, was „normal" ist. Studien in den unterschiedlichsten wissenschaftlichen Feldern geben Hinweise darauf, wie hoch unser erreichbares Lebensalter tatsächlich sein könnte. Und das ist weitaus höher, als das vom Statistischen Bundesamt veröffentlichte. Es könnte sich bei dem Mehr an Jahren auch um gesunde Jahre für uns handeln, wenn wir nur den Begriff „normal" mit „natürlich" ersetzen und daraus die Konsequenzen ziehen würden!

Wir leben, zu Konsumenten erzogen, in einer von Memen dominierten Welt. So hetzen wir ständig unerreichbaren Illusionen hinterher – und werden nie glücklich. Es ist sicher kein göttliches Urteil, das uns, wie einst Sisyphos, dazu zwingt, ein Ziel zu erreichen, das für die meisten immer unerreichbar bleibt – wodurch sich ebenso niemals Zufriedenheit einstellen kann. Unser ständiges Streben ist die Triebfeder stetigen (Informations-)Wachstums. Die memetische Evolution hat dadurch im Informationszeitalter ein Hoch erreicht. Ganzheitlich betrachtet bleibt der Mensch dabei aber auf der Strecke. Die Folge: Wir sind durch Internet und Dauerwerbefernsehen ständig im Konsumrausch und werden, auch durch Bequemlichkeit und ständigen Zeitmangel, mehr und mehr vom Fast-Food abhängig. Unser Dasein endet in der Abhängigkeit von den Produkten der Pharmaindustrie. Da dies die Mehrheit erlebt, empfinden wir diesen eigentlichen Wahnsinn als Normalität. Deshalb sehen wenige überhaupt ein Problem und damit die Notwendigkeit, einen Weg aus diesem Dilemma zu suchen. Wir müssen herausfinden, wie die Motive für unser Tun entstehen. Sind wir in der Lage, die Kraft der Meme zu beherrschen, anstatt von ihnen beherrscht zu werden?

Unsere Wunderwaffe heißt Bewusstsein

Keine Revolution und kein Krieg können uns retten, sondern nur ein neues Bewusstsein.
X. Gomora

Der Zombie in uns

Sind unsere Gedanken und unser Handeln wirklich frei? Was wäre, wenn diese Freiheit auch nur eine Illusion wäre? Wären wir für unser Tun verantwortlich, wenn kein freier Wille existierte? Sind wir den Kräften der memetischen Evolution hilflos ausgeliefert? Was bewegt uns, wie entstehen die Motive unseres Handelns? Das sind sehr schwierige Fragen. Wir müssen sie aber stellen, wenn wir Verantwortung für uns selbst übernehmen wollen.

Wir haben die Gabe, uns unsere Handlungen bewusst zu machen, wenn wir unsere Aufmerksamkeit auf sie lenken, uns konzentrieren. Vieles tun wir jedoch, ohne davon bewusst Notiz zu nehmen. Das ist gut so. Wir würden sonst sehr viel mentale Kapazität für reine Routineaktivitäten aufwenden: So arbeiten unsere Körperzellen und alle unsere Organe ständig ohne unser Zutun. Erst wenn etwas schief läuft, wird unsere Aufmerksamkeit darauf gelenkt. Ähnliches gilt für den Bewegungsapparat. Welche Muskeln Sie gerade anspannen, um dieses Buch in den Händen zu halten, wird Ihnen wahrscheinlich erst jetzt bewusst, wo ich Sie darauf hinweise – obwohl unsere Sensoren in Muskeln und Sehnen ständig Signale ans Gehirn senden. Erst wenn wir unseren inneren Scheinwerfer auf diese neuronale Aktivität richten, spüren wir, wie sich beispielsweise eine Verspannung im Nacken entwickelt, und wir ändern bewusst die Stellung. Im Schlaf läuft das automatisch. Hier wechseln wir unsere Position unwillkürlich. Weit über neunzig Prozent unserer Aktivitäten laufen unbewusst ab, vollkommen ohne Probleme. Der Neurobiologe Christof Koch nennt den

Autopiloten, der uns dabei steuert, in Anlehnung an die Arbeiten des Philosophen David Chalmers, den „Zombie in uns“ – ein erdachtes, menschliches Wesen ohne Bewusstsein, dessen Charakteristika den Großteil unserer Existenz sehr gut beschreiben.

Der Zombie in uns sorgt dafür, dass wir nicht in uns zusammenfallen, wenn wir uns bei einer Arbeit auf andere Dinge konzentrieren. In vielen Fällen ist der Zombie sogar dem bewussten Handeln weit überlegen: Füllen Sie beispielsweise ein Glas randvoll mit Wasser und gehen Sie damit durch Ihre Wohnung. Sie werden sehr wahrscheinlich weniger Wasser verschütten, wenn Sie sich nicht darauf konzentrieren: Der Zombie in uns kann es besser.

Ein sehr spektakuläres Ergebnis liefern statistische Untersuchungen von Wildwest-Duellen. Es ist weit mehr als Hollywood-Dramatik, dass der reagierende Schütze (der Held schießt immer in Notwehr und zieht somit als Zweiter den Revolver) das Duell meist zu seinen Gunsten entscheidet. Als man in einer Studie alle überlieferten Augenzeugenberichte zusammenfasste, stellte sich heraus, dass tatsächlich der reagierende Schütze effektiver mit seiner Waffe umgeht. Die Wissenschaftler vermuten, dass der Schütze, der zuerst zieht, sich zum Agieren entscheiden muss und daher immer bewusst handelt. Zu reagieren ist jedoch die Spezialität des Zombies. Der denkt nicht nach, sondern handelt einfach, und zwar mit tödlicher Präzision.

Angenommen, Sie spielen Tennis. Zu Ihrem Leidwesen spielt Ihr Gegenüber eine nahezu fehlerfreie Rückhand. Gratulieren Sie ihm dazu und betonen Sie seine spezielle Stärke. Es könnte gut sein, dass er von da an Schwierigkeiten hat, einen guten Ball zu spielen. Durch das Lob nimmt er seine Rückhand bewusst wahr (er verliert den „Flow“): Sie haben seinen Zombie auf die Ersatzbank geschickt.

Der Zombie in uns beherrscht sämtliche einprogrammierten Verhaltensmuster, wie zum Beispiel das frühkindliche Saugen an der Brust. Alle neuen Fähigkeiten müssen wir dem Zombie jedoch bewusst beibringen. Erst dann, wenn der Zombie die Technik beherrscht, sind wir richtig gut. Das gilt sowohl fürs Tennisspielen als auch fürs Autofahren oder das Lesen und Schreiben. Unser Bewusstsein kann sich erst dann auf neue Themen konzentrieren, wenn sich Routine einstellt und diese auf Autopilot läuft.

Wie Gedanken entstehen

Was uns antreibt und unser Denken und Handeln beeinflusst, liegt tief in unserem Inneren und ist für uns kaum zu ergründen. Vermutlich ist der Zombie in uns dafür verantwortlich, ständig Impulse zu produzieren, um sie unserem Bewusstsein bei Gelegenheit zu präsentieren oder sie im Verborgenen wirken zu lassen. Wir können Ideen nicht planen, sie erscheinen vielmehr plötzlich vor unserem inneren Auge. Gedanken formen sich über Assoziationen, Handlungsmotive spüren wir erst, wenn sie, geformt aus vielen unbewussten Impulsen, in unser Bewusstsein dringen.

Dieses Phänomen illustriert Edgar Allan Poe eindrücklich in seiner Erzählung „Der Doppelmord in der Rue Morgue". Ein Polizeiinspektor durchschaut auf dem Weg zum Ort des Verbrechens die Gedanken seines Begleiters, nachdem er ihn und die Umwelt längere Zeit intensiv beobachtet hat. Er erkennt die vielen kleinen Dinge, die dessen Denken beeinflussen und folgert kurz vor Erreichen des Zieles daraus, was dieser dachte. Poe erklärt das vermeintliche Gedankenlesen: „Es gibt wenige Personen, denen es nicht Vergnügen gemacht hätte, den Stufengang zurückzuverfolgen, auf dem ihr Geist zu gewissen Schlüssen gelangte. Diese Beschäftigung kann sehr interessant sein; wer es zum ersten Male versucht, ist erstaunt über die scheinbar unendliche Entfernung zwischen dem Ausgangspunkte und dem Endpunkte und über den scheinbaren Mangel jeden Zusammenhangs zwischen beiden." Dass dies funktioniert, kann man an sich selbst nachvollziehen. Wir laufen dabei aber leicht Gefahr, Gründe für unser Handeln zu sehen, wo keine sind, um unser Bedürfnis nach Kausalitäten zu befriedigen. Wir wollen immer Herr der Lage sein. Dazu dienen dann aus dieser Not erfundene, jedoch völlig plausibel wirkende Erklärungen für unser Tun.

Um zu verstehen, wie sich Gedanken formieren und Ideen entstehen, sollte man zunächst wissen, wie unser Gehirn Daten, wie beispielsweise die Inhalte eines Bildes, speichert und wieder abruft. Die Einzelheiten eines Bildes, die Farben und die Eigenschaften einzelner Objekte, werden in unterschiedlichen Regionen des Gehirns abgelegt. Die Bildkomponenten werden in einer veränderten Stärke von vielen Nervenverbindungen kodiert. Durch Konzentration auf das Gesamtbild werden sie wieder zu einer scheinbaren Einheit zusammengefügt. Bei dieser Synthese können durchaus Fehler und neue Interpretationen entstehen, die uns nicht bewusst sind, solange wir zum Vergleich nicht das Original in Händen halten. Es gibt daher auch niemals eine exakte Erinnerung.

Um die enormen Mengen an Daten eines Bildes zu speichern, werden dessen Qualitäten (Struktur, Objekte, Farben etc.) in Form von individuellen Vektoren verschlüsselt. Ein Vektor entspricht bildlich gesprochen einem Pfeil von einer bestimmten Länge und Orientierung. Die Größe jeder Koordinate, die den Pfeil beschreibt, wird durch die Stärke einer Verbindung zwischen Nervenzellen festgelegt. Ein realer Pfeil kann im dreidimensionalen Raum durch zwei Raumpunkte, also je drei Raumkoordinaten (für Länge, Breite und Höhe) ausreichend beschrieben werden. Im Gegensatz dazu können die einzelnen Qualitäten eines Bildes durch viel mehr Koordinaten beschrieben, also durch viele Nervenzellverbindungen kodiert werden.

Diese neuronalen Verbindungen nennt man Synapsen. Über sie kommunizieren unsere Hirnzellen miteinander. Die Stärke der Verbindung ist veränderlich und korreliert mit unseren Erinnerungen. Nehmen wir der Einfachheit halber an, ihre Stärke würde auf einer Skala von eins bis zehn reichen – obwohl sie wesentlich feinstufiger ist – dann könnten für uns Farben, die durch die unterschiedliche Stärke von nur drei solcher Synapsen repräsentiert werden, zehn hoch drei, also tausend Nuancen haben. Käme nur eine weitere Synapse dazu, ergäben sich schon zehntausend Farbabstufungen, die wir uns merken könnten. Mit mehr als hundert Milliarden Nervenzellen, von denen jede über zehntausende von Synapsen mit anderen Nervenzellen verbunden ist, ist die Speicherkapazität unseres Gehirns fast unerschöpflich. Theoretisch kann es die gesamte Information unseres Lebens speichern.

Der Arzt und Psychologe Manfred Spitzer beschreibt in seinem empfehlenswerten Buch „Geist im Netz" diese Kodierung von Information als die effizienteste Form der Datenspeicherung und erklärt:

„… es ist nach heutigem Stand des Wissens nicht übertrieben, wenn man die Frage nach der Arbeitsweise von Gehirnen damit kurz beantwortet, dass sie Vektorrechnung betreiben."

Vektoren repräsentieren Dinge auf abstrakte, aber auch einheitliche Art. Eigenschaften, die an und für sich unvergleichbar sind, wie zum Beispiel Farbe und Geruch, können so miteinander verglichen beziehungsweise assoziiert werden. Sehen wir einen Apfel vom Baum fallen, ist es uns durch diese Vektorabstraktion möglich, viele unterschiedliche Dinge mit diesem Vorgang in Verbindung zu bringen: Wir freuen uns auf Apfelwein. Wir denken an eine bestimmte Werbung, wo jemand kraftvoll zubeißt. Wir empfinden vielleicht Schadenfreude über einen Bekannten, dem ein Apfel auf den Kopf fiel oder denken vielleicht an Isaac Newton und die Schwerkraft.

Je konzentrierter wir uns einem Problem widmen, desto enger sind unsere möglichen Assoziationen miteinander verwandt. Das liegt daran, dass Konzentration zu einer lokalen Aktivierung des Gehirns führt und das Gehirn Dinge, die eng aneinander gekoppelt sind, oft nebeneinander abspeichert. So führt das Wort Tisch recht spontan zum Wort Stuhl, weniger wahrscheinlich zum Wort Säge, was wiederum für einen Schreiner naheliegend wäre, wenn der Tisch aus Holz besteht, denn Gedanken werden von Erfahrungen beeinflusst, die ebenso in Vektoren verschlüsselt abgelegt sind.

Eine Idee ist demnach nichts anderes als eine neue Assoziation zwischen einer Vielzahl vorhandener Vektoren. Je weiter diese thematisch auseinanderliegen, desto kreativer kann eine Idee sein. Deshalb finden wir oft nur dann eine kreative Lösung für ein Problem, wenn wir uns nicht darauf konzentrieren. Das könnte auch mit Grund dafür sein, warum berufliche Quereinsteiger oft erfolgreich sind: Sie sind häufiger zu neuen Assoziationen gezwungen, da ihr Gehirn nicht die für den Beruf üblichen Denkmuster abgelegt hat. Dies erklärt vielleicht auch, warum manche Künstler dazu neigen, bewusstseinserweiternde Drogen zu nehmen. Sie können unter deren Einfluss zwar nicht mehr gerade denken, aber ihre Vektorassoziationen sind nicht durch gezielte Aufmerksamkeit eingeschränkt.

Auch unsere Motive, so oder anders zu handeln, sind die Resultanten solcher Vektorrechnungen. Viele verschiedene Motive, die für eine Handlung relevant sind, addieren sich auf und präsentieren sich uns als willentliche Entscheidung. Fragt man sich nun, weshalb man sich so oder eben anders entschieden hat, kann man nur jene Vektoren als Beweggründe identifizieren, die man sich bewusst machen kann. Es kann aber durchaus passieren, dass die uns bewussten Impulse in eine völlig andere Richtung zeigen, als die Resultante aller Vektoren. Die uns unbewussten Teilvektoren hatten wohl einen entscheidenderen Einfluss darauf, wie wir uns verhielten als die, die uns bewusst waren. Dann ist man in Erklärungsnot. Oft schwächt man die bewussten Gründe ab, um den scheinbar logischen Fehler zu korrigieren, oder man erfindet vielleicht sogar neue Gründe. Manchmal sagt man auch die Wahrheit: Ich hatte zwar keine logischen Gründe, so zu handeln, aber ein starkes Bauchgefühl, das mich entgegen meiner mir bewussten Tendenzen verhalten ließ. Es ist genau dieses Bauchgefühl, das uns die Existenz dieser unbewussten Teilvektoren verrät. Diese können zwar rational nicht bewertet werden, sind aber von großer Bedeutung.

Auf dieser Ebene versuchen Werbebotschaften, unser Verhalten zu steuern. So ist man zum Beispiel satt und sich dessen bewusst. Und dennoch: Nur ein beiläufig wahrgenommener Werbespot, und schon nascht man Schokolade. Neurobiologen fanden heraus, dass gut gemachte Werbebotschaften, die Kaufzwänge auslösen, genau die Gehirnareale ansprechen, in denen auch unsere religiösen Gefühle zuhause sind. Wozu wir bereit sind, wenn diese aktiviert sind, können wir täglich in den Nachrichten hören, wenn über Selbstmordattentate oder Glaubenskriege berichtet wird. Interessanterweise sucht sich auch die Konsumwerbung vornehmlich junge Zielgruppen, die man als „Konsumgläubige“ an den Markenaltar führt, und sie erschafft ebenso Mythen um ihre Protagonisten und Propheten: So ist Shoppen zu einer neuen Weltreligion geworden, urteilt ein Spiegel-Artikel, und bezeichnet Shopping-Malls als moderne Kathedralen.

Das Bewusstsein – eine Gedankenbewertungsmaschinerie

Wie wir uns der Dinge bewusst werden, ist noch immer eines der großen, wissenschaftlichen Rätsel. Das Bewusstsein fühlt sich für uns an wie ein freier Beobachter, abgehoben vom Gehirn. Sicher ist jedoch, dass unser Bewusstsein untrennbar an neuronale Aktivität gekoppelt ist. Neurowissenschaftler vermuten ein Zusammenspiel zwischen verschiedenen Hirnregionen, die über ein wellenartiges Erregungsmuster miteinander kommunizieren. So bilden Abermillionen einzelner Nervenzellen im Zusammenspiel das Bewusstsein. Dieses lässt sich aus der individuellen Funktion eines Neurons allein nicht erklären. Solch ein emergentes Entstehen einer neuen Eigenschaft ist klassischen, analytischen Methoden schwer zugänglich, liegt aber deshalb nicht notwendigerweise außerhalb wissenschaftlicher Erklärbarkeit. Was immer das exakte physische Korrelat des Phänomens sein mag, für das Entstehen einer neuen Eigenschaft aus dem Zusammenspiel von Elementen, die diese Eigenschaft selbst nicht besitzen, gibt es genügend Beispiele in der Natur, die alle ohne metaphysische Erklärung auskommen.

Bei einer Straftat handeln wir laut Gesetz im Affekt, wenn uns die Gefühle übermannen, wir über die Folgen einer Tat nicht nachgedacht und nicht einmal bewusst gehandelt haben. Täglich begehen wir kleinere „Straftaten" gegen uns selbst, auch im Affekt. Wenn wir uns jedoch Zeit nehmen, können wir die verschiedenen Handlungsoptionen, die uns unser Gehirn liefert, wie Filme in unserem Bewusstsein abspielen. Erst, wenn wir unsere Motive, soweit dies möglich ist, kennen und diese sowie die wahrscheinlichen Effekte unserer geplanten Handlung gegen die ethischen und moralischen Verhaltensregeln unserer Gesellschaft abgewogen haben, sollten wir entscheiden. Gleiches gilt beispielsweise, wenn wir, ohne darüber nachzudenken, durch ungesunde Ernährung unseren Körper schädigen. Um in diesen Situationen das Richtige vom Falschen unterscheiden zu können, benötigen wir unser Bewusstsein.

Der richtige Gedanke erfüllt immer eine evolutionare Notwendigkeit, die sein Überleben sichert: Er repräsentierte einen der vielen potenziell passenden Schlüssel, die unser Gehirn mit einer molekularen Zufallsmaschinerie entdeckt. Wir sehen dieser Gedankenentstehung durch unseren inneren Beobachter zu und freuen uns über die Eingebung, die Erleuchtung, wenn der beste Gedanke ausgewählt wird und sich das Schloss plötzlich öffnen lässt. Die Erkenntnis, dass wir uns selbst dabei nur beobachten, soll die Magie dieses Vorgangs jedoch keinesfalls mindern, sondern uns aufmerksamer und geduldiger werden lassen: Selektieren wir einen dieser Schlüssel bewusst nach humanistischen Kriterien, sind unsere Handlungen weniger egoistisch oder selbstzerstörerisch. Das ist der einzige Weg, den Manipulationen unserer Gedankenmaschinerie durch äußere (und innere) Einflüsse auf die Schliche zu kommen.

Freier Wille – eine willentliche Illusion?

Es ist aus mehreren Gründen sehr unwahrscheinlich, dass es einen freien Willen gibt. Wir besitzen einen Willen, aber kein freies Aussuchen unserer Wünsche. Alle Gedanken basieren auf einer Art Vektorrechnung, bauen auf bewussten oder unbewussten Erfahrungen und Erlerntem auf, werden darüber hinaus auch von der jeweiligen Situation beeinflusst, in der wir uns gerade befinden. Ob ich mich für das eine oder andere entscheide, hängt vom Gesamteffekt aller Einflüsse ab. Welche Entscheidung ich am Ende treffen werde, kann ich nicht vorhersehen, und könnte es auch nicht, selbst wenn ich den Grundzustand des Gesamtsystems meines Gehirns kennen würde, sämtliche Synapsen in ihren individuellen Stärken, alle Ionen und Kanäle auf molekularer Ebene. Denn alles setzt sich aus atomaren und subatomaren Teilchen zusammen, die quantenphysikalischer Unbestimmtheit unterliegen: Damit ist die Zukunft des gedanklichen Systems unbestimmbar. Aber auch schon die Annahme, dass ich mir den Ist-Zustand als Rechnungsgrundlage bewusst machen kann, ist falsch. Im Nachhinein, wenn die Entscheidung gefallen ist, sieht es jedoch immer so aus, als ob man zu einer freien Entscheidung gekommen wäre, da man sich aller oder zumindest der wichtigsten Beweggründe bewusst zu sein glaubt.

Das historische Gedankenexperiment über Buridians Esel geht auf Aristoteles zurück: Ein Esel hat die Wahl zwischen zwei identischen Heuhaufen, die gleich weit von ihm entfernt sind. Da die Alternativen völlig gleich für ihn sind, kann er sich nicht entscheiden und verhungert. Dies soll als drastisches Beispiel die Unfreiheit unseres Willens illustrieren. Aus der heutigen Sicht, unter Einbeziehung quantenphysikalischer Variabilität und des Konzepts der Vektorrechnung, gibt es jedoch keine stabile Gleichheit zwischen zwei Zuständen. Die Handlungsresultante variiert ständig (der Zufall regiert). Einer der beiden Heuhaufen wird daher zu einem Zeitpunkt interessanter sein als der andere. Nicht zu verhungern, weil man sich am Ende doch entscheidet, begründet daher auch keinen freien Willen – und zeigt natürlich auch, dass man kein Esel im Sinne dieser Geschichte ist.

Wenn unser Wille tatsächlich frei wäre, dürfte jegliche willentliche Entscheidung, die wir fällen, nicht vom Zufall abhängig sein. Würde unser Wille jedoch auf einer berechenbaren Kausalität beruhen, wäre er determiniert und somit nicht frei. Ein freier Wille, den man sich wie einen freien Geist vorstellt, der das Gehirn nur als Medium nutzt, um mit der Welt zu kommunizieren, ist nach dem heutigen Stand der Forschung mit den physikalischen Gesetzen nicht vereinbar: Unsere Gedanken basieren auf neuronalen Strukturen und deren Aktivitäten. Bemühen wir einen immateriellen Geist, der unabhängig von unserem Gehirn seinen Willen formt und danach unsere Gehirnaktivitäten willentlich beeinflusst, dann stellen sich einige Fragen, die nicht beantwortet werden können. Woher hat dieser imaginäre Geist selbst seinen Willen? Wie wirkt er auf unser physisches Gehirn ein, wenn er selbst nicht physischer Natur ist?

Viele Theorien über den freien Willen verfolgen das Ziel, den Menschen nicht aus der Verantwortung für sein Handeln zu lassen. Wie soll man jemanden zur Rechenschaft ziehen, wenn er nicht über einen freien Willen verfügt? Die Lösung dieses Problems benötigt jedoch nicht notwendigerweise das Konzept eines freien Willens: Jedem Menschen, der in unserer Kultur aufwächst, sollten die Gesetze bekannt oder zumindest die moralischen Grundregeln unserer Gesellschaft beigebracht worden sein. Falls dies nicht so ist oder er sie nicht genügend beachtet hat, müssen nicht strafende, sondern erzieherische Maßnahmen ergriffen werden. Man kann Menschen für ihre Taten auch ohne das Konzept eines freien Willens maßregeln. Dies ist zum Schutz der Gesellschaft obligatorisch.

Das Gefühl, frei zu entscheiden, ist also eine Illusion. Hilft uns dieses Wissen, das Leben besser zu meistern? Ich sehe aus diesem Dilemma nur einen Ausweg. Wenn wir akzeptieren, dass wir auch dann, wenn wir bewusst handeln, keinen freien Willen haben und wir uns unserer Motive nur zum Teil bewusst werden können, so können wir uns doch dazu erziehen, diesen Motiven so weit wie möglich auf die Schliche zu kommen. Das macht unsere Entscheidung letztendlich zwar nicht willentlich frei, ändert aber die Gewichtung der Entscheidungsfindung, mit der unser Gehirn durch seine Vektorrechnung zu einem Handlungsentschluss kommt. Je mehr wir uns darüber klar sind, wie sowohl unser Bauchgefühl als auch unser Verstand manipuliert sein können, desto alternativer werden unsere Denkmuster. Und damit steigen die Chancen, dass wir das Richtige für uns selbst und andere tun: Es lohnt sich, unsere Gedanken zu hinterfragen.

Bewusst wissen

Bewusstsein leitet sich von Wissen ab, also von Memen. Es ist paradox: Meme können unseren Raum des Denkens und unsere Handlungsoptionen erweitern, uns jedoch auch in Form von Dogmen, Ideologien und Werbebotschaften zu Handlungen nötigen, weil sie auch unser Unbewusstes ansprechen. Information kann also zu Entscheidungen führen, die uns nützen, aber auch zu solchen, die uns schaden.

Die Lösung dieses Dilemmas liegt in dem, was ich als bewusstes Wissen bezeichnen würde. Wir müssen lernen, Dinge zu hinterfragen. Das gilt insbesondere für die alltäglichsten. An zu vieles haben wir uns gewöhnt und handeln daher meist ohne Reflexion. Wir agieren oft nach einem traditionellen Wissen, das uns nicht wirklich bewusst und damit kein wirkliches Wissen ist. Nur weil etwas schon immer so war, darf es nicht unbedingt legitimiert sein. Auch Werbung lockt sehr häufig mit oberflächlichem Wissen, um vordergründig unseren Verstand zu befriedigen, in Wahrheit aber unsere Gefühle zu beeinflussen.

Je mehr Fragen wir stellen, je weiter wir die Gründe verstehen, die Entscheidungen in unserem Leben mitbestimmen, umso mehr Raum für alternative Denk- und Handlungsoptionen gewinnen wir: Durch Reflexion wird aus Information bewusstes Wissen. Dieses Wissen macht unseren Willen zwar nicht frei – das ist nicht möglich –, aber es verändert den Handlungsraum unseres Denkens. Viele Denkmuster sind infolge frühkindlicher Prägung entstanden, deren wir uns nicht bewusst sein können. Gerade deswegen beeinflussen sie erheblich unsere Entscheidungsprozesse. Durch Nachfragen werden aber die uns bewussten Optionen neu gewichtet im mentalen Kampf der gedanklichen Impulse um die Entscheidung.

Das soll nicht bedeuten, dass unserem Bauchgefühl nicht zu trauen ist, ich würde mich nur nicht völlig darauf verlassen wollen. Denn alle Meme, auch die des Konsums, sind dann am erfolgreichsten, wenn sie bei ihrem Wirt Gefühle stimulieren. Entlarvt man ihr Tun, muss man ihnen nicht mehr dienen. Sich Zeit zu nehmen und Dinge zu hinterfragen ist notwendig, wollen wir nicht weiter nur konsumierende Zombies sein: Die Fähigkeit zur Selbstreflexion, durch die wir uns die Folgen unserer Handlungsoptionen bewusst machen und zwischen ihnen abwägen können, war schon in Urzeiten ein Überlebensvorteil unserer Spezies. Das sollten wir uns gerade heutzutage immer wieder bewusst machen.

Das Antivirus in Gestalt einer Frage

Die meisten der uns beherrschenden Meme entstammen einem sehr komplexen und sich selbst verstärkenden Netzwerk aus kulturellen Überlieferungen, individueller Erziehung, dominiert von kapitalistischen Wirtschaftsideologien und religiösen Dogmen, die alle darwinistischen Prinzipien unterliegen: Erfolgreiche Meme infiltrieren alle unsere Lebensräume. Daher hilft es nicht, davonzulaufen, umzuziehen, die Umgebung zu wechseln. Wir können nur versuchen, langfristig immun zu werden. Wenn dies nicht nur Einzelnen, sondern einer Mehrheit von uns gelingt, werden wir auch die Meme verändern.

Wenn wir uns Meme wie infektiöse Viren vorstellen, dann sind Fragen (ebenfalls Meme) die Antiviren, die uns Immunität verleihen können. Sobald wir Fragen stellen, sind wir nicht mehr gezwungen, zombiehaft irgendwelchen Dogmen und den Werbebotschaften der Industrie zu folgen oder anerzogenen Verhaltensmustern zu gehorchen. Das kostet Energie, wie jeder Heilungsprozess. Daher ist es einfacher, nichts zu tun und den Zombie in uns sein antrainiertes Verhalten ausleben zu lassen. Dieser nimmt uns mühevolles Denken ab und handelt präzise, langfristig leider oft mit tödlicher Präzision, wenn es um unsere Gesundheit geht.

Aber genau so, wie wir den Zombie des Tennisspielers durch Bewusstmachung entlarven und entmachten, so können wir uns von anerzogenen Gewohnheiten befreien, wenn wir beginnen, diese in Frage zu stellen. Dies wird mit der Zeit immer weniger anstrengend sein, weil auch das Hinterfragen eine Funktion ist, die durch ständiges Wiederholen von unserem Zombie übernommen werden kann. Wir trainieren ihn, kritischer zu sein, uns zu warnen. Daher wird uns das kritische Hinterfragen immer leichter fallen und gleichzeitig immer mehr Freude bereiten: Es ist nicht nur befreiend, sondern auch höchst interessant.

Training führt zu Verhaltensautomatismen, die durch eine Art Zombie unbewusst, aber sehr effektiv umgesetzt werden. Diese reichen vom Gehen bis zu komplexen Denkprozessen. Das ist hilfreich: Der Zombie befreit unser bewusstes Denken von alltäglichen, immer wiederkehrenden Aufgaben. Es kann aber auch fatale Folgen nach sich ziehen, wenn er Handlungen ausführt, deren Motive uns besser bewusst sein sollten.

Wir sollten uns daher antrainieren, immer über alternative Handlungsoptionen nachzudenken. Durch das Einschalten unseres Bewusstseins und Hinterfragen unserer Motive ändern wir die Denkmuster unseres Gehirns: Erst durch Nachdenken spielen bewusste Motive und Prozesse bei der Entscheidungsfindung eine größere Rolle. So sind wir zwar äußeren Einflüssen wie Konsum, Glaube und Traditionen, die uns insbesondere auf unbewusster Ebene ständig zu beherrschen versuchen, weiterhin ausgesetzt, aber wenn wir uns der Tatsache dieser ständigen Manipulation bewusst werden, sind wir immer mehr befähigt, alternative Wege zu gehen.

Das bewusste Hinterfragen ist eine mächtige Waffe gegen die geistige Versklavung durch für uns schädliche Traditionen und Ideologien und hilft uns, die Macht der Memetik für unsere Zwecke zu nutzen.

Zusammenfassung Teil 1

Die Forderung, die Illusionen über seinen Zustand aufzugeben, ist die Forderung, einen Zustand aufzugeben, der der Illusionen bedarf.
Karl Marx

Unsere Entstehungsgeschichte begann vor vielen Milliarden Jahren, als sich durch Zufall ein Molekül formte, das die Information zur Selbstvervielfältigung in sich trug. Während es sich weiter vermehrte, entstanden zufällige Veränderungen, die eine immer effizientere Vervielfältigung ermöglichten. Im Überlebenskampf war diese Fähigkeit zur effizienten Vermehrung entscheidend. Information selbst ist das Lebensprinzip.

Information besteht aus „Buchstaben" einer chemischen Sprache. Zum Schutz schuf die immer komplexer werdende Information eine Zellmembran um sich. Damit war der erste Einzeller „geboren". Dies erlaubte dem Erbgut seiner Nachkommen, noch komplexer zu werden. Damit war die Basis für höher entwickelte Organismen geschaffen, die ihre genetische Information immer effizienter durch immer komplexere Mechanismen weiter vermehrten. Denn Information musste sich nicht nur, wie zu Beginn, gegen die unbelebte, sondern auch gegen die Konkurrenz aus der mittlerweile belebten Natur behaupten. Aus dem Wort, das „am Anfang war", wie es im Johannes-Evangelium heißt, wurden so ganze Sätze, Kapitel und schließlich Bücher. Letztere sind die Chromosomen, durch die unser Erbgut von Generation zu Generation weitergetragen wird. Alle Menschen, Tiere und Pflanzen tragen dieselbe genetische Handschrift, sind damit Teil der Bibliothek des Lebens: Aus dem ursprünglichen Wort entstanden alle Lebewesen auf unserem Planeten. Ihre Aufgabe ist es, die jeweilige Information, die sie in sich tragen, zu vermehren und zu verbreiten.

Dem Lebensprinzip steht die Entropie gegenüber. Dieser Begriff steht für den physikalischen Grundsatz, dass die Unordnung in einem geschlossenen System immer zunimmt, Ordnung immer zerstört wird. Information, eine besondere Form kodierter Ordnung, musste sich von Anfang an gegen dieses physikalische Prinzip erwehren. Ihr Schutzmechanismus besteht darin, sich ständig zu erneuern und zu vervielfältigen. Doch dazu ist die Zufuhr von Energie nötig. Diese wird von der Sonne geliefert. Wäre die Erde ein geschlossenes System, wäre Leben, so wie wir es kennen, nicht denkbar.

Im Schutz der zellulären Hülle entwickelte sich die genetische Information nicht nur quantitativ immer komplexer weiter, sondern über unser hochentwickeltes Nervensystem schuf das auf Information basierende Lebensprinzip auch qualitativ eine neue Form: Sie ist kodiert in Bildern, Buchstaben und Zahlen. Damit wurde unser Gehirn selbst zu einer Informationsquelle nicht genetischer Natur: Es produziert so genannte Meme, gedankliche Information, die sich durch Vervielfältigung weiterentwickeln kann. So werden aus Ideen manchmal komplexe Ideologien, aus Regeln Gesetze. Und letztlich erklärt sich so das Entstehen einer gesamten Kultur.

Die Evolution eines Mems erfolgt nach denselben Prinzipien wie die eines Gens: Von den zufällig neu entstehenden Varianten (Ideen, Gedanken) überleben nur diejenigen, die sich am besten verbreiten können. Manchmal sind Gedanken wichtig für das Überleben des Trägers, aber es überlebt immer nur der Gedanke, der sich (auch unter Opferung des Trägers) am besten vermehren kann: Gene wie Meme existieren nur aus diesem einen Selbstzweck heraus.

Wenn Information das Lebensprinzip darstellt, dessen einzige Bestimmung es ist, sich zu vermehren, dann ist das Huhn nur ein Mittel zum Zweck für das Ei, dessen genetische Information zu verbreiten. Das gilt auch für uns. Die genetische Information steuert uns über Triebe, um ihren Selbstzweck zu erfüllen. Die memetische Information hingegen bedient sich ideologischer Verhaltensmaßstäbe, steuert uns, indem sie unser Denken über Erziehung und die Botschaften der Medien prägt. Da wir glauben, selbst bewusst zu handeln, vermuten wir auch hinter den evolutionären Prozessen der Genetik und der Memetik gezielte Absichten. Die unzähligen Fehlversuche der Natur bekommen wir nicht zu Gesicht, so entsteht die Illusion eines perfekt planenden Geistes.

Genetische wie gedankliche Varianten entstehen durch Zufall und nur diejenigen überleben, die sich am besten vervielfältigen. „Besser“ oder

„schlechter" sind jedoch nur menschliche Attribute. Einem Gen oder einem Mem sind Gefühle fremd, auch wenn sie diese bei ihrem menschlichen Träger entfachen. Ergänzt man diesen Gedankengang um den Fakt, dass unser Wille nicht frei sein kann, sondern dem Selbstzweck sich vermehrender Meme und Gene dient, erklärt sich die Gefahr, die aus unserer Unmündigkeit erwächst. Und so manche, zunächst unverständliche Handlung ergibt plötzlich einen Sinn beziehungsweise wird erklärbar. So gibt es Menschen, die sich durch den Selbstzweck einer Ideologie (ein Mem) dazu veranlasst fühlen, sich einen Gürtel aus Sprengstoff anzulegen. Wir als „aufgeklärte" Menschen können solch ein Verhalten nicht verstehen, obwohl viele von uns zum Beispiel, beseelt vom Glauben an das kapitalistische Konsumglück, über die Jahre einen für uns ebenso gefährlichen Gürtel aus Fett zulegen. Auch dieser stellt eine tickende Zeitbombe dar: Wir sterben Jahrzehnte zu früh und opfern uns einem Mem.

In einem vom Konsum gesteuerten Umfeld vermehrt und entwickelt sich memetische Information am effizientesten. Keine andere Wirtschaftsideologie kombiniert sich optimaler mit unserem triebgesteuerten Wesen: Geld und Macht als Zeichen genetischer und memetischer Außergewöhnlichkeit des modernen Alphatieres. Doch weder die „Erfolgreichen" noch die breite Masse werden dabei wirklich glücklich. Im Gegenteil, da die kulturellen Erfolge des Menschen die genetische Selektion weitgehend obsolet machten, blieb sein genetisches Erbe auf der Ebene des ehemaligen Fischers und Sammlers stehen, und damit auch unsere Bedürfnisse. Wir passen nicht mehr in unsere eigene, moderne Welt, sind biologisch betrachtet Relikte aus der Vergangenheit. Während die memetische Evolution zunächst noch mit uns, langfristig voraussichtlich sogar ohne uns, weiter voranschreitet, sind die so genannten Zivilisationskrankheiten ein erstes Zeichen unserer Überforderung. Dabei glauben wir, selbst die Kontrolle zu haben.

Das macht es schwer, einen alternativen Weg zu beschreiten, der unsere kulturelle Entwicklung mit unseren seelischen und körperlichen Bedürfnissen wieder in Einklang bringen könnte, zumal jeder Versuch, die Ursachen zu entlarven, unsere Unmündigkeit offenbaren würde. Diese Fremdbestimmtheit möchte sich niemand gerne eingestehen. Schuld sind, wie meist, die Umstände. Wer will sich schon von einer vermeintlich selbstgeschaffenen Illusion verführt wissen, die davon lebt, uns eine irreale und damit unerreichbare Welt vorzugaukeln? Wir sind der moderne Sisyphos, zum Scheitern verurteilt, denn unser unermüdliches Tun ist der Motor der Informationsvervielfältigung.

Jedoch sind wir der memetischen Evolution nicht völlig schutzlos ausgeliefert. Als ein nützliches Nebenprodukt der Entwicklung unseres Gehirns entstand das Bewusstsein. Es verleiht uns die Fähigkeit, über uns selbst nachdenken zu können. Dies gab uns einen evolutionären Vorteil und blieb uns deshalb erhalten. Eine wahre Wunderwaffe, die wir gegen die ständige Manipulation einsetzen können, sobald uns erst einmal bewusst wird, wie sehr wir eigentlich manipuliert werden. Als Fischer und Sammler war es für uns ein Überlebensvorteil, vor Handlungen die Optionen gegeneinander abwägen zu können – es war der Garant für unser Überleben als Spezies. Diese Fähigkeit besitzen wir zwar noch immer, aber es bestimmen mehr und mehr Google und Facebook, beides Inbegriffe der informationsgesteuerten Gesellschaft, was wir zu denken haben. So bekundete Googles ehemaliger Chef Eric Schmidt: „Ich glaube, die meisten Leute wollen nicht, dass Google ihre Fragen beantwortet, sie wollen, dass Google ihnen sagt, was sie als nächstes tun sollen." Eine durch immer effizientere Information gesteuerte Konsumwelt bemächtigt sich unseres Gehirns und steuert unser Denken in eine Richtung, die unser Wohlergehen umso mehr gefährdet, je stärker sie es infiltriert hat.

Unsere Persönlichkeit ist geprägt durch unsere Erfahrungen. Sie ist gespeichert als ein einzigartiges Muster neuronaler Synapsen, einer unvorstellbaren Zahl variabler Knotenpunkte in unserem Gehirn. Jedes Mal, wenn wir mit anderen kommunizieren, werden einige Teile dieses Musters gespiegelt, die Außenwelt lernt uns ein wenig besser kennen. Jedes Mal, wenn wir uns im Internet austauschen, Suchanfragen stellen und damit auch unsere Träume preisgeben, entstehen unzählige elektronische Knotenpunkte, die in ihrer Gesamtheit unserem gespiegelten digitalen Ich entsprechen. Dieses wird uns dabei jedes Mal ein wenig ähnlicher. Und je ähnlicher es uns wird, umso effektiver können wir über unsere „digitale Kopie" manipuliert werden: Wir werden immer transparenter, weil wir selbst zu Information werden.

Und für diese Information ist die Werbeindustrie bereit, viel Geld zu bezahlen. Verhaltensprognosen beeinflussen unser reales Denken und Handeln und verändern unser reales Ich, was wiederum Anpassungen in unserem digitalen Ich auslöst, das uns immer kennt. Wie können wir uns schützen? Wir müssen beginnen, unser biologisches Erbe zu respektieren, unser langfristiges Wohlergehen zum Maßstab unseres Denkens und Handelns machen. Wir sollten dazu unser Wissen, also das kulturelle Erbe, nach rationalen Überlegungen mit in unsere Entscheidungen einbeziehen. Diese müssen langfristig ausgelegt sein. Gesundes Älterwerden ist der Aufhänger dieses Buches, aber die vertretene These postuliert als Konsequenz auch ein gesundes Reifen unserer Zivilisation. Dies ist nötig, will sie überleben. Das Wohl des Einzelnen bedingt das Wohl der Gesellschaft – und umgekehrt.

Da wir keinen Willen besitzen, der frei wie ein Geist über uns schwebt und uns unabhängig von den Einflüssen der Umwelt handeln lässt, müssen wir konsequent unsere Geschichte hinterfragen und uns selbst und unsere Beweggründe kennenlernen. Wenn wir uns dabei ändern – und das wird unweigerlich geschehen –, verändert sich auch unsere Umwelt.

Doch dazu braucht man den Mut, die Rolle anzuerkennen, die wir bisher in der Entwicklung gespielt haben. Das bedeutet, immer wieder Fragen zu stellen über unsere Vergangenheit, über die Beweggründe für unser bisheriges Handeln, um letztendlich eine neue Gewichtung unserer Denkprozesse zu erreichen. Und diese sollten immer mit einem Warum beginnen, wie bei kleinen Kindern. So zitiert Alice Miller eine alte Weisheit im Vorwort ihres Buches Das Drama des begabten Kindes: „Wenn ein Narr einen Stein ins Wasser wirft, dann können ihn hundert Gescheite nicht herausholen." Zur Lösung des Problems stellt sie kindliche wie auch legitime Fragen:

***„Warum müssen sich denn die hundert Gescheiten so anstrengen,
um diesen einen Stein herauszuholen,
wenn doch die Welt voller Steine ist?
Warum schauen sie sich nicht um?
Es finden sich ganz sicher neue, bedeutendere Schätze,
wenn man solche Fragen stellt."***

TEIL 2:

Die Methusalem-Strategie

Nur wer neue Wege beschreitet, hinterlässt Spuren.
Unbekannt

Weisheit erlangt man nicht durch ein hohes Alter, sondern durch Selbstreflexion, durch das Stellen von kritischen Fragen, vor allem an sich selbst. Selbst zunächst harmlos wirkende Fragen entpuppen sich oft als bedeutend und können zu weitreichenden Erkenntnissen führen: Weshalb esse ich immer wieder zu viel, warum arbeite ich zu hart oder weshalb habe ich dieses oder jenes Verlangen? Was treibt mich an, was beeinflusst mein Denken und Handeln?

Solche Fragen veränderten auch meine Sicht. Ich erkannte: Vieles, was ich selbst bisher getan habe, bewusst oder völlig unbewusst, schadete meiner Gesundheit. Das geht den meisten so, aber als ausgebildeter Arzt und biomedizinischer Wissenschaftler fühlte ich mich schlecht, weil ich über die Hintergründe Bescheid wusste und es dennoch nicht schaffte, mein Leben in den Griff zu bekommen. Wieder ein etwas zu fettes Geschäftsessen, wieder vermeintlich keine Zeit, mich in der Natur zu bewegen, ständiger Stress. Laut statistischer Lebenserwartung hatte ich gerade meine Lebensmitte erreicht und hörte die Warum Frage immer lauter in meinem inneren Ohr. Als ich dann als recht übergewichtiger Manager anfing, wieder mäßig Sport zu treiben, begann ich, den Fragen weiter auf den Grund zu gehen.

Eine Möglichkeit, wie sich die Beweggründe unseres Denkens und Handelns derzeit erklären lassen, habe ich bis hierher zusammengefasst. Als ein Lösungsweg aus der Problematik, dass wir uns fremdbestimmt von unserer Biologie immer weiter entfernen und dadurch viel zu früh an Krankheiten sterben, die es eigentlich nicht geben müsste, entstand die Methusalem-Strategie. Die dazugehörige Methusalem-Formel stellt jedoch keine Handlungsanweisung dar. Sie soll nur helfen bei der individuellen Umsetzung der bisher gewonnenen Erkenntnisse, um unsere Chance auf ein langes, gesundes und – das ist dabei entscheidend –, auch ein erfüllendes Leben zu erhöhen.

Die Weisheit der Methusalems

Methusalem ist laut Altem Testament der Großvater von Noah. Mit stolzen 187 Jahren soll er noch Lamech gezeugt haben, danach lebte er noch 782 Jahre und ist mit 969 Jahren der älteste in der Bibel erwähnte Mensch. Er starb 600 Jahre nach Noahs Geburt, im Jahr der Sintflut. Niemand weiß, ob er dieser zum Opfer fiel.

Manche bibeltreue Christen nehmen diese Zahlen für bare Münze. Sie gehen davon aus, dass die Menschen zunächst fehlerfrei für ein ewiges Leben im Paradies erschaffen wurden, ohne Altersbeschwerden und ohne Erbkrankheiten. Andernfalls wäre zu biblischen Zeiten Inzucht ein enormes Problem gewesen, denn damals zeugten laut Bibel Blutsverwandte immer gesunde Kinder. Daher ist man fast dazu geneigt, dieser in sich schlüssigen Annahme Glauben zu schenken. Von der genetischen Makellosigkeit einmal abgesehen, sollte mit diesen fantastischen Altersangaben vermutlich jedoch nur Achtung hervorgerufen werden, da mit zunehmendem Alter die Bedeutung des Einzelnen in der Sippe wuchs.

In der heutigen Gesellschaft geht das Älterwerden leider nur selten mit wachsendem Ansehen einher: Heute werden vom alten Mann und der alten Frau selten noch Weisheiten erwartet. Zu viele Ältere leiden an chronischer Gehirnschädigung, oft hervorgerufen durch Durchblutungsstörungen sowie durch die Alzheimer- oder Parkinson-Erkrankung. Und nicht selten führt auch ein lebenslanger Alkoholmissbrauch zu einer verminderten geistigen Kapazität. Es finden sich nur wenige alte Menschen, die noch im Besitz ihrer vollen mentalen Leistungsfähigkeit sind und die der Jugend ein Vorbild sein könnten. Sie werden auch selten mit verantwortungsvollen Aufgaben betraut. Eine sich selbst erfüllende Prophezeiung tritt ein: Ohne geistige Beanspruchung, Aufgaben und das Gefühl, nützlich zu sein, leidet die Leistungsfähigkeit. Was vom älteren Menschen erwartet wird, tritt aus diesem Grund auch ein. Man braucht ein übermenschliches Selbstbewusstsein, um diesem Teufelskreis zu entgehen.

Die Ursachen dafür erscheinen auf den ersten Blick sehr vielschichtig. Stellt man jedoch die Warum-Frage, erkennt man einen Leitgedanken unserer vom Konsum geprägten Gesellschaft: Sie suggeriert ewige Jugend als erstrebenswertes Ziel, welches man scheinbar über den Kauf ihrer Produkte erreichen kann. Jeder will alt werden, aber nicht alt sein, weil Alter mit Krankheit und Leiden assoziiert wird.

Es wird dagegen immer wieder von isolierten Kulturen berichtet, die eine überdurchschnittliche Anzahl an so genannten Methusalems hervorbringen, Menschen mit außergewöhnlich hohem Alter und überraschend guter Gesundheit. Eines zeichnet sie alle aus: Sie ehren die Alten. Manche Menschen machen sich deshalb sogar noch älter, als sie es ohnehin schon sind. Dies erklärt so manche hohe Konzentration an relativ gesunden und zugleich vermeintlich sehr alten Menschen – ganz ohne einen Jungbrunnen. Aber auch ökonomische Gründe können zu falschen Annahmen führen, wenn beispielsweise die Jüngeren ihren Geburtsort verlassen. Dann steigt überproportional der Anteil an Älteren, der irrtümlich einem besonderen Lebensstil oder anderen Faktoren wie Umwelt oder Genetik zugeschrieben wird. Das ist die Erklärung für die proklamierten Rekorde der Hunzukuc in Pakistan und wahrscheinlich auch der Vilcabamba in Ecuador, die das „Tal der Hundertjährigen" bewohnen. Oder es ist schlicht staatliche Propaganda, die gesunde Alte als ein Produkt ideologischer Überlegenheit darstellt, wie Forschungen bei den Abchasen im Kaukasus ergeben haben. Alle diese Gründe machen weitere wissenschaftliche Untersuchungen sinnlos.

Wir konzentrieren uns aus diesem Grund auf die Kultur Okinawas. Die japanischen Behörden pflegen sehr zuverlässig Geburtsregister und machen das überdurchschnittlich hohe Alter der Menschen zu einer überprüfbaren Tatsache. Nach über drei Jahrzehnten konnte, trotz intensivster, internationaler Forschung, das Altersphänomen von Okinawa wissenschaftlich nicht widerlegt werden: Hohes Alter bei guter Gesundheit scheint tatsächlich möglich zu sein.

Die Methusalems von Okinawa

Okinawa ist der Name der größten Insel des gleichnamigen Archipels im Süden Japans. Der Archipel erstreckt sich zwischen den Hauptinseln Japans und Taiwan, besteht aus 161 Inseln und beherbergt etwa 1,4 Millionen Menschen. Regenwälder und ein subtropisches Klima sowie eine reiche Flora und Fauna machen die Inselgruppe zum Hawaii Japans. In geographischer Abgeschiedenheit konnte eine eigenständige Kultur erblühen, in der sich ein Dialekt entwickelte, den im restlichen Japan niemand versteht. Der Archipel wurde unrühmlich bekannt durch eines der längsten und blutigsten Gefechte des Zweiten Weltkriegs. Seit der Niederlage Japans sind etwa elf Prozent der 1180 Quadratkilometer großen Hauptinsel Okinawa in der Hand des amerikanischen Militärs. Für die Wissenschaft ist dieser Umstand jedoch ein Glücksfall: Zwei völlig unterschiedliche Kulturen stehen in direktem Kontakt, und ihre Wechselwirkung kann studiert werden.

In Japan werden, proportional betrachtet, etwa doppelt so viele Menschen über hundert Jahre alt wie beispielsweise bei uns. In Okinawa sind es aber schon fünfmal so viele. Und im Dorf Ogimi, im ländlichen Norden der Insel, erhöht sich die Chance, den hundertsten Geburtstag zu erleben, gegenüber uns sogar um einen Faktor von 34. Diabetes und Herz-Kreislauf-Erkrankungen sind den Alten in Okinawa fremd. In ihrer Heimat nennt man sie *Pin Pin*: Sie seien so fit, dass sie springen wie Bälle. Alle Langzeitstudien belegen, dass die Menschen von Okinawa nicht nur außergewöhnlich alt werden, sondern erst kurz vor dem Ende ihres Lebens ernsthaft erkranken. In Anbetracht ihrer ausgedehnten Lebensspanne ist ihre Leistungsfähigkeit meist nur relativ kurz vor ihrem Lebensende beeinträchtigt – ganz im Gegensatz zu unserer.

Finanziert durch das japanische Gesundheitsministerium erforschen seit 1975 Wissenschaftler mit modernster Technologie das Okinawa-Phänomen, um dem Menschheitstraum ewiger Jugend näher zu kommen. Forscher aus der ganzen Welt führen die „Okinawa Centenarian Study“ ständig weiter. Sie analysieren unzählige Details in der Hoffnung, einen spezifischen Stoff zu finden, der die Gesundheit bis ins hohe Alter erklärt.

Das Einfachste wäre, wenn es sich um einen außergewöhnlichen Nahrungsbestandteil handeln würde, den man synthetisieren und in Pillen verpacken könnte. Was ist es, das Okinawa zu einem Garten Eden werden lässt? Nur Genetik oder Memetik? Oder ein lehrreiches Zusammenspiel von Natur und Kultur?

Das Methusalem-Gen oder die Suche nach der Unschuld

Es geht dabei um das alte Dilemma „Nature versus Nurture". „Nature" steht dabei für gesundheitliche Effekte, die sich im Wesentlichen aus dem Erbgut ableiten. Dieselben positiven Effekte könnten aber auch ganz alleine in den speziellen Lebensgewohnheiten in Okinawa, in der kulturellen Prägung (der traditionellen Ernährung und dem anerzogenen Wertesystem, der Erziehung) begründet sein, wofür der Oberbegriff „Nurture" steht.

Fortschritte in der molekularen Genetik und vor allem die Entschlüsselung des menschlichen Erbguts um die Jahrtausendwende schürten die Hoffnung, das Methusalem-Phänomen Okinawas alleine durch eine Besonderheit des Erbguts erklären zu können. Bei Menschen, die gesund ein hohes Alter erreichen, drängt sich der Verdacht auf, dass sie von der Natur vorteilhaft ausgestattet wurden. Diese Lösung wäre recht bequem. So müsste man sich nicht dafür verantwortlich fühlen, wenn man, im Vergleich zu den gesunden Alten, früh erkrankt – man hätte einfach nur Pech gehabt.

Neben diesem psychologischen Vorteil gäbe es auch einen praktischen: Unsere Lebensgewohnheiten wären nicht verantwortlich, also müssten sie auch nicht geändert werden, denn gegen die Natur wäre man machtlos – von pharmakologischen Träumen abgesehen: Die Pharmaindustrie würde sich über eine genetische Ursache der Langlebigkeit freuen. Für sie würde sich ein gigantischer Markt öffnen. Mit einem Jungbrunnen-Gen in der Hand könnte sie gezielt Produkte hervorbringen, mit denen sich Milliarden verdienen ließen: Eine Pille für die ewige Jugend, um einer fehlerhaften Schöpfung entgegenzuwirken!

Man kann sich daher gut vorstellen, was für ein Aufwand getrieben wurde, das Methusalem-Gen zu finden. Vergeblich. Und das hätte den Molekulargenetikern von Anfang an klar sein müssen. Denn zwei Beweise gegen die Existenz eines solchen Schutzgens lagen schon lange vor: So sinkt bei Auswanderern von Okinawa die Lebenserwartung auf das Niveau ihres neuen sozialen Umfeldes, sobald sie völlig dessen Lebensgewohnheiten annehmen. Kein Jungbrunnen-Gen bietet ihnen Schutz. Und die Beweislage direkt vor Ort ist noch offensichtlicher: Seit sich die US-amerikanische Siegermacht nach dem Zweiten Weltkrieg in Okinawa etablierte und Fast-Food als Hauptnahrung einführte, wird die traditionelle Lebensweise der Alten von der Jugend Okinawas in Frage gestellt. Die Folgen sind dramatisch, denn nirgendwo sonst in Japan leiden mehr Jugendliche an Fettsucht – mit sämtlichen Konsequenzen. So beherbergt Okinawa inzwischen nicht nur Menschen mit der höchsten, sondern auch mit der für Japan niedrigsten Lebenserwartung. Alleine der Fakt, in Okinawa zu leben, hat also keinen schützenden Effekt. Im Gegenteil: Es geschieht nicht selten, dass gesunde Greise ihre Enkel zu Grabe tragen – fast wie zu Kriegszeiten. Und irgendwie herrscht auch ein Krieg, ein memetischer Kampf der Kulturen.

Es ist also eindeutig kein Gen, das den Menschen von Okinawa ihre Langlebigkeit verleiht, es ist auch nicht eine besondere Magie des Ortes. Es sind ihre Lebensgewohnheiten und Traditionen. Diese sind jedoch nicht das Ergebnis eines groß angelegten Plans. Die Kultur Okinawas entwickelte sich wie alles auf unserem Planeten: durch Zufall und Notwendigkeit. Das besondere Klima erlaubte schon immer eine ganzjährige Ernte, vielleicht trägt auch die Nähe zum Meer dazu bei, die eine gesunde Ernährung ermöglicht. Vielleicht sind es auch die speziellen, sozialen Strukturen, die sich in der Abgeschiedenheit über Jahrtausende entwickelten und ein langes Leben unterstützen. Geld kann es nicht sein, denn die Alten von Okinawa sind nicht wohlhabend. Vielleicht ist dies sogar ein wichtiger Faktor, denn Geld macht bekanntlich nicht glücklich. Da das Überleben jedes Einzelnen nur in der Gemeinschaft möglich ist, halten die Menschen auch enger zusammen.

In Okinawa ist die Suche nach dem Jungbrunnen-Gen grandios gescheitert. Wissenschaftler konnten keine individuelle, alles erklärende Ursache für das hohe Alter entdecken. Das Geheimnis Okinawas verbirgt sich hinter einer ganzheitlichen Lebensphilosophie, einem synergistischen Zusammenspiel vieler elementarer Aspekte. Ich habe versucht, sie logisch als Elemente in einer Formel zusammenzufassen und mit Erkenntnissen aus anderen, verwandten Forschungsbereichen zu ergänzen

Die Methusalem-Formel im Überblick

Um auch für uns die Chance auf ein langes, gesundes Leben zu erhöhen, müssen verschiedene Aspekte unseres Lebens überprüft und eventuell verändert werden. Das ist nicht einfach, bedenkt man, aus welchen Gründen nach der bisher besprochenen These wir Menschen in der westlichen Welt unser Lebenspotenzial nicht ausschöpfen. Es liegt, bis auf wenige sehr unglückliche Ausnahmen, nicht an unseren Genen. Ebenso wenig ist Langlebigkeit ein genetisches Geschenk an die Menschen Okinawas. So haben auch wir die Möglichkeit, unsere Zukunft positiv zu beeinflussen.

Aus den Erkenntnissen der Okinawa-Studie und der Paläomedizin sowie der molekularen Genetik und der biomedizinischen Forschung kristallisieren sich eine Reihe elementarer, gesundheitsrelevanter Aspekte heraus. Schon für sich alleine betrachtet hat jeder erhebliche Auswirkungen auf den Erhalt unserer Gesundheit. Es ist jedoch deren Zusammenspiel, das dem Altersphänomen in Okinawa zugrunde liegt. Ich habe sie als Elemente in einer grafischen Formel zusammengefasst, ohne Vollständigkeit garantieren zu können. Immer wieder werden neue Erkenntnisse ihre Inhalte erweitern. Aber schon heute wissen wir genug, um signifikant die derzeitige Normalkurve unserer Lebenserwartung nach rechts zu verschieben. Viel wichtiger als Vollständigkeit war mir, durch ihre Gruppierung die Bedeutung von Synergie und Balance zwischen den Elementen hervorzuheben.

Die Methusalem-Formel enthält sechs ineinandergreifende Elemente. Folglich sind die Grenzen um die Elemente nur virtuell und zur besseren Anschaulichkeit gezogen. Kein Element ist wichtiger als ein anderes, sie alle durchdringen einander und beeinflussen sich synergistisch. Wirken sie alle in perfekter Ausgewogenheit, kann daraus ein Supersynergismus entstehen: Das Ganze ist wesentlich mehr als nur die Summe seiner Teile! Auch dies ist Emergenz.

Wir werden in den folgenden Kapiteln zum besseren Verständnis der Elemente diese individuell betrachten. Ihr Zusammenspiel ist komplex, und es würde den Rahmen sprengen, wollten wir auf alle Wechselwirkungen eingehen. Wir werden aber immer wieder einige exemplarisch beleuchten. Aber zunächst nur ein kurzer Überblick: Zeit durchdringt alle anderen Elemente der Formel und bildet deren Basis. Das ist zunächst nicht verwunderlich, da alles, was wir tun, Zeit benötigt. Unser Verständnis von Zeit und unser Umgang mit ihr haben tiefgreifende Konsequenzen für unser Leben und Erleben, so dass wir der tieferen Bedeutung von Zeit in Bezug auf unser Tun nachgehen müssen.

Die Elemente Bewegung und Ernährung bilden in der Methusalem-Formel eine vertikale Achse. Hier sind unsere Bedürfnisse in erster Linie durch unser genetisches Erbe bestimmt. Die Elemente Selbst und Gemeinschaft sowie deren Interaktion werden durch unser memetisches beziehungsweise kulturelles Erbe (horizontale Achse) beeinflusst. In der Methusalem-Formel schneiden sich die beiden Determinanten unseres Seins, Gene und Meme, und definieren an ihrer Schnittstelle unsere Lebensaufgabe: die physische und gedankliche Weitergabe unserer genetischen und memetischen Erbschaft.

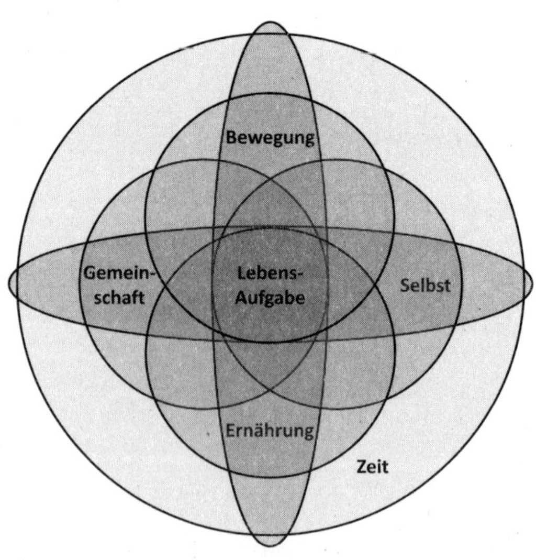

Sämtliche Grenzen wurden zu illustrativen Zwecken, daher auch etwas willkürlich gezogen, denn beispielsweise beeinflusst unser Erbgut über die hormonellen Grundstimmungen unser Denken, wie auch Meme aufgrund ihrer Natur Einfluss auf unser Verhalten wie Bewegung und Ernährung ausüben. Aber es ging mir bei der Konstruktion der Formel um die Suche nach unseren essentiellen Bedürfnissen und nach den inneren Motiven für unser Denken und Tun und darum, die Ursachen und die Herkunft von Störungen zu erkennen, die dem humanen Streben nach Glück zuwiderlaufen.

Es muss sich noch erweisen, inwieweit die Umsetzung sämtlicher Elemente im täglichen Handeln unserer westlichen Kultur praktikabel ist. Ich bin davon überzeugt, dass es möglich ist. Ebenso, dass uns die Umsetzung in Form einer jeweils persönlichen Methusalem-Strategie eine ähnliche oder sogar höhere Lebenserwartung als den Alten in Okinawa bescheren kann. Es wäre dann sogar zu erwarten, dass sich durch ein konsequentes Weiterentwickeln jedes Einzelnen auch unsere gesamte Kultur ändern würde, zum Wohle allen Lebens auf diesem Planeten. Dies ist meines Erachtens sogar ein Muss.

Eine große Anzahl wissenschaftlicher Arbeiten belegt die Wirksamkeit unterschiedlicher Aspekte jedes einzelnen Formelelements – und dieses Wissen wächst ständig. Eine Überprüfung der Wirkung der Methusalem-Formel in ihrer Gesamtheit steht jedoch noch aus, auch wenn das Studium der Alten von Okinawa ernst zu nehmende Hinweise auf die Bedeutung von Synergien liefert.

Mit isolierten Ansätzen wird auch bei uns immer wieder versucht, Langlebigkeit und Gesundheit zu erreichen, wie zum Beispiel durch Diät, Sport, Slow-Food, Work-Life-Balance, Fastenkuren und so weiter. Auch ganzheitliche Sichtweisen werden als notwendig erachtet. Sie gleiten jedoch manchmal ins Esoterische, teilweise wissenschaftlich Fragwürdige ab. Für viele, auch für mich, sind sie nicht immer ausreichend rational begründet – was sie nicht immer diskreditiert, aber es schwierig macht, ihnen uneingeschränkt zu folgen. Langlebigkeit als Zielvorgabe empirischer Forschung hat den Nachteil, dass sie nicht schnell genug überprüfbare Resultate liefern kann. Somit trägt in gewisser Weise jeder Einzelne von uns, der sich der Herausforderung stellt, zum großen Experiment bei.

Deshalb versuchte ich, die Methusalem-Formel Element für Element in einem Experiment im Zeitraffer umzusetzen, wohlwissend, dass solch ein Selbstversuch nur eine begrenzte Aussagekraft besitzt. Ich testete die Methusalem-Strategie wiederholt bei dem weltweit extremsten Ausdauerwettkampf, der einige interessante und meines Erachtens wesentliche Parallelen zum normalen, westlich geprägten Leben aufweist. Wie ich im vierten Teil zeigen werde, konnte ich durch konsequente Anwendung der Formel einen Erfolg erzielen, wo bisher nur das Ertragen von Qual und häufiges Scheitern die Regel waren. Das Ergebnis war so eindrucksvoll und illustrativ, dass es zumindest als Hinweis dient, dass die Anwendung der Methusalem-Strategie auch unser normales Leben positiv beeinflussen könnte.

Okinawa hat eine außergewöhnliche Kultur mit einer bemerkenswerten Auswirkung: Die Wahrscheinlichkeit, hundert Jahre alt zu werden, ist über dreißig Mal höher als bei uns. Eine genetische Ursache für das Methusalem-Phänomen wurde ausgeschlossen, dafür kristallisieren sich nach vielen Jahrzehnten intensiver Forschung verschiedene Aspekte in deren Lebensweise heraus, die im krassen Gegensatz zu denen unserer Industriegesellschaft stehen und für gesundes Altwerden verantwortlich sein könnten. Für alle Aspekte finden sich gute Erklärungen in den analytischen Wissenschaften. Forschungsarbeiten in verschiedenen Disziplinen gehen über die primären Erkenntnisse, die in Okinawa gewonnen wurden, hinaus und ergänzen sie. Unser Schlüssel zur Langlebigkeit liegt danach in einem ganzheitlichen Ansatz, einer essentiellen Balance zwischen den grundlegenden Elementen unserer Existenz. Als Methusalem-Formel bildlich dargestellt, lassen sich die essentiellen Synergien zwischen diesen Elementen und ihre Bedeutung für eine gesunde Langlebigkeit erkennen.

Die Methusalem-Formel: Zeit

Wenn du in Eile bist, dann gehe langsam.
Chinesisches Sprichwort

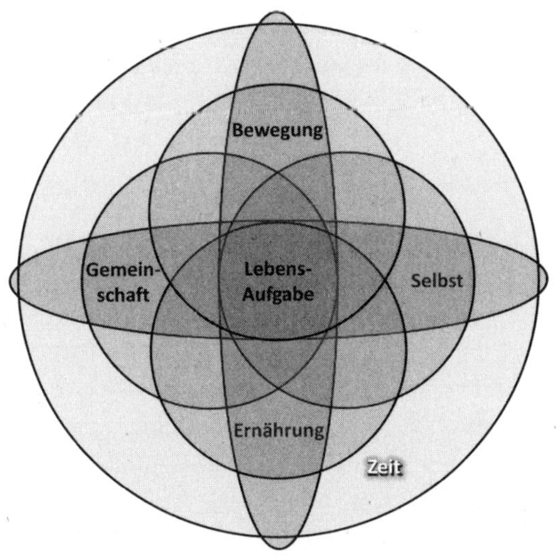

Zeit ist relativ

Einstein erklärte, dass Zeit keine feste Größe, sondern abhängig von der Geschwindigkeit ist, mit der man sich bewegt. Relativ zu einem Beobachter in Ruhe altert man bei extrem hoher Geschwindigkeit weniger schnell, auch das Ticken einer Uhr wird langsamer, wie alle anderen Vorgänge des Lebens. Aber dieser Effekt hat für uns keine praktische Bedeutung, denn wir sprechen von Geschwindigkeiten nahe der des Lichts, die selbst mit modernsten Raketen nicht zu erreichen sind. Genauso wenig erleben wir Unterschiede im Vergehen der Zeit im Kraftfeld enormer Gravitation. Diese Relativität der Zeit wäre nur spürbar, wenn wir uns sehr nahe bei einer großen Masse wie einem Schwarzen Loch befänden. An deren so genanntem Ereignis-Horizont, wo selbst das Licht nicht mehr entkommt, wie auch bei Lichtgeschwindigkeit, hört die Zeit sogar vollends auf zu existieren!

Diese physikalischen Extreme zeigen, dass wir mit unserem Bild einer gleichförmig vergehenden Zeit einer Illusion erliegen. Aber aus ganz anderen Gründen spüren wir, dass trotz des gleichförmigen Tickens einer Uhr die Zeit auch in unserem irdischen Leben keine feste Größe besitzt. Wir sehen, wie Menschen unterschiedlich altern. Dazu ist jedoch keine Lichtgeschwindigkeit nötig. Im Gegenteil: Ein entschleunigtes Leben würde das Altern verzögern. Die unterschiedlichen Geschwindigkeiten unseres Lebens sorgen auch für eine Relativität zwischen chronologischer und erlebter Zeit.

Wenn wir Zeit abschätzen, anstatt sie zu messen, tun wir dies in Bezug auf den Ablauf von Ereignissen, genauer gesagt, mithilfe der Erinnerung an diese. Erlebte Zeit ist nicht, was meine Uhr misst. Sie ist das Ticken von Erinnerungen. Können wir uns an viele Ereignisse erinnern, spielte sich das Vergangene für uns in einem sehr langen Zeitraum ab. Ist in dieser Zeit kaum etwas passiert oder können wir uns nur wenig daran erinnern, empfinden wir die vergangene Zeit als sehr kurz. Daraus folgt: Unsere Wahrnehmung und das Sich-Erinnern sind entscheidend für unser Zeitgefühl und damit für unser erlebtes Leben.

Unsere Erinnerung ist abhängig von verschiedenen Faktoren. Dazu gehören die Konzentration auf das Hier und Jetzt, den Akt des eigentlichen Erlebens und die Speicherfähigkeit unseres Gehirns, die Effizienz unseres Gedächtnisses. Ist das Kurzzeitgedächtnis gestört, bleibt die Zeit stehen – ganz ohne Schwarzes Loch, auch wenn die emotionale Lage des Betroffenen diesem Zustand sehr nahe kommen mag.

Bieten wir dem gesunden Gehirn keine Anreize, wird es nur wenige Erinnerungen in seinem Speicher ablegen. Wir empfinden die Gegenwart als langweilig. Die Zeit kriecht. Wenn wir uns später an diese Zeit zurückerinnern, erscheint sie komprimiert, möglicherweise wird sie sogar vollkommen vergessen sein, da unser Gedächtnis nur wenige Momente gespeichert, unsere innere Uhr nur wenige Male getickt hat. Es kann sein, dass wir uns dann nur noch daran erinnern, dass es richtig langweilig war.

Das ist das Paradox der Zeit: Je mehr wir bewusst erleben, umso schneller vergeht sie, doch umso länger ist der erinnerte Zeitraum. Aber auch hier ist Balance wichtig: Das Hetzen von Ereignis zu Ereignis kreiert wenig erlebte Zeit, wenn wir dem Augenblick nicht genug Aufmerksamkeit schenken und damit das Erinnern verhindern. Die heutige Zeit ist wie ein reißender Strom. Frank Schirrmacher beschrieb dies in seinem Buch „Payback“:

„Information frisst Aufmerksamkeit, sie ist ihre Nahrung. Aber es gibt nicht genügend Aufmerksamkeit für all die neuen Informationen, nicht einmal in unserem eigenen persönlichen Leben.“.

Er beschreibt die Ursache schon ganz im Sinne der memetischen Theorie: Unsere Köpfe sind die Plattformen eines Überlebenskampfes unterschiedlichster Informationen, Ideen, Ideologien und Gedanken, und je mehr wir unsere eigenen Gedanken in das Netz einspeisen, desto stärker werden wir in diesen Kampf mit einbezogen. Wir tragen ungewollt zur immer schnelleren Evolution der Informationswelt bei und verlieren dabei an erlebtem Leben.

Zeit durchdringt die Methusalem-Formel

Die Methusalems von Okinawa verlängern ihr erlebtes Leben gleich mehrfach. Sie leben im Hier und Jetzt und füllen ihre Erinnerungsspeicher deshalb effizienter. Sie leben länger und erhalten sich auch ihr Erinnerungsvermögen.

Der westliche Mensch lebt dagegen nur selten für den Augenblick, sondern meist nur für den Feierabend oder fürs Wochenende, manchmal nur noch für den Urlaub oder für den Tag, wenn er in Rente gehen darf. Wir tun das eine, sind aber in Gedanken schon bei etwas anderem. Wann essen wir, ohne gleichzeitig an etwas anderes zu denken, manchmal sogar fernzusehen oder die Zeitung zu lesen? Und wie oft atmen wir bewusst?

In der Kultur chinesischer Shaolin gibt es zwei sich ergänzende Maxime: das Prinzip der Gegenwart und das Prinzip der Achtsamkeit. Die Gegenwart wird nicht in Tagen gemessen, sondern in Momenten. Das Prinzip der Achtsamkeit weist darauf hin, den Dingen die Beachtung zu schenken, die ihnen gebührt.

Es ist deshalb keine Überraschung, dass Zeit das Basiselement der Methusalem-Formel darstellt und nicht nur bildlich alle anderen Elemente durchdringt. Sie ist das Maß aller Dinge, womöglich das teuerste Gut, denn sie ist für jeden von uns endlich. Dennoch mangelt es uns an Achtsamkeit für sie. Je mehr Zeit wir in einer vom Jetzt entfernten Welt verbringen, desto mehr verlieren wir kostbare Lebenszeit auf der Suche nach ihr. Nicht nur unsere erinnerte Zeit, auch unser gesamtes Leben verkürzt sich: Hektik führt zum verfrühten Tod.

Ein Soziologie-Professor der Harvard Universität fragte die Teilnehmer eines Seminars für Manager, ab wann man sich als reich bezeichnen könne. Die Zuhörer überboten sich mit großen Beträgen. Als er die fiktive Auktion beendet hatte, waren alle gespannt auf seine Antwort: Wenn man zufrieden ist! An Geld hatte er nie gedacht. Reichtum ist kein Bestandteil der Methusalem-Formel, auch wenn die ständige Sorge ums nackte Überleben ein ernsthaftes Problem darstellt. Aber dies ist, im Gegensatz zu anderen Regionen unseres Planeten, nicht unsere primäre Sorge und schon gar nicht ursächlich für unsere durch die Errungenschaften unserer Zivilisation hervorgerufenen Krankheiten.

Wir sollten uns mehr Zeit für das Wesentliche nehmen, für unsere Umwelt, für andere und für unser geistiges und körperliches Wohl. Obwohl wir immer effektiver werden, läuft uns paradoxerweise die Zeit davon. Gerade deshalb lohnt es sich, beispielsweise Zeit in (nicht motorisierte) Bewegung zu investieren. So verlängert sich unser erlebtes Leben auf vielfältige Weise. Kaum ein anderes Investment wirft eine höhere Rendite ab!

Langsamkeit gegen Zeitmangel

Die Menschen in Okinawa leben nach dem Motto Was heute nicht ist, ist morgen. Das ist uns Westlern fremd. Vielleicht wirkt es in unseren Augen sogar wie Faulheit. Aber ehrlich: Läuft es bei uns nicht genauso? Was wir heute nicht mehr erledigen können, müssen auch wir verschieben. Der einzige Unterschied ist, dass es für uns wie ein Problem wirkt und Unbehagen auslöst. Und genau dies ist dann auch der Unterschied zwischen Zufriedenheit und Stress, zwischen Gesundheit und Krankheit, zwischen Leben und Tod.

In Okinawa wird das als etwas völlig Normales betrachtet, es löst auch keine negativen Gefühle aus. Man lebt im Augenblick und tut, was jetzt gerade zu tun ist. Wenn der Tag vorbei ist, ist er vorbei. Die Menschen in Okinawa sind weder reich noch faul. Sie arbeiten bis ins hohe Alter auf ihren Feldern und in Obstplantagen, aber sie hetzen nicht. Sie arbeiten viele Jahrzehnte länger als wir es tun – nicht nur weil sie wesentlich länger leben, sondern dabei auch seltener krank sind. Arbeit wird nicht als notwendiges Übel betrachtet. Im Gegenteil, gebraucht zu werden gibt ihnen die lebensnotwendige Daseinsberechtigung.

Stellen wir uns vor, wir hätten nicht nur fünfzig oder sechzig produktive Jahre, sondern neunzig oder hundert – gute Jahre wohlgemerkt. Würden wir in Summe nicht wesentlich mehr erreichen, als wenn wir in der kürzeren Zeit gehetzt durchs Leben eilen? Und selbst wenn wir annehmen, dass uns der hausgemachte Stress produktiver macht – was nicht stimmt –, verlieren wir trotzdem haushoch, wenn wir unser tatsächliches gegen unser mögliches Tun auf unsere Lebenszeit hochrechnen.

Der Tag ist für jeden von uns vierundzwanzig Stunden lang. Viele opfern der Arbeit sogar Schlaf und vergessen dabei, dass erst im Schlaf das Erlebte verarbeitet und zu gespeicherten Erinnerungen wird. Schlafmangel führt deshalb zu einem Verlust an erlebtem Leben. Infolge Schlafmangels sind wir oft niedergeschlagen und erschöpft, was aufgrund der negativen Auswirkungen auf unsere Gesundheit unser Leben verkürzt. Die Begrenztheit unserer Zeit vor Augen, versuchen wir durch ständiges Multi-Tasking an Zeit zu gewinnen – ein Teufelskreis. Wir sind kaum noch bei der Sache, ständig am Planen und hetzen zu Terminen. Wir geben den Dingen, die wir tun wollen, weder die Achtsamkeit, die sie verdienen, noch die Zeit, die sie benötigen.

Nur wer sich langsam bewegt, hinterlässt Spuren. Man sollte versuchen, das Leben wie durch eine Lochkamera zu sehen: Bei deren langen Belichtungszeiten werden nur die Dinge festgehalten, die sich wenig oder überhaupt nicht bewegen. Allem anderen schenkt die Linse keine Aufmerksamkeit. Ihre Bilder halten nur das fest, was langfristig Bedeutung zu haben scheint.

Es mutet etwas realitätsfern an, unser Leben in einer kapitalistisch geprägten Wirtschaftskultur auch nur annähernd mit der Lebensphilosophie der Menschen in Okinawa in Einklang bringen zu wollen. Es geht hier aber um das, was in unserem Kopf geschieht. Es ist nicht die Arbeit, die uns stresst. Es ist auch nicht die Zeit, die wir für unsere tägliche Arbeit aufbringen, sondern unsere Einstellung dazu. Ich bin überzeugt, dass wir uns unsere Lebensträume wahrscheinlicher erfüllen können, wenn wir jedem Moment unseres Lebens mehr Achtsamkeit schenken, anstatt mit unserem Geist ständig in der Zukunft zu weilen.

Der Gegensatz zu Zeit ist Stress

Vor gerade etwa fünfhundert Generationen wurde mit dem Beginn des Ackerbaus und der Viehzucht die Basis planbarer Produktion und einer arbeitsteiligen Gesellschaft gelegt. Es war der Anfang eines noch primitiven Kapitalismus: Güter wurden zu Werten, die man anhäufen, tauschen und mit denen man die Arbeit anderer Menschen bezahlen konnte. Es war auch der allmähliche Beginn der Konsumgesellschaft, die Dinge jenseits des täglichen Gebrauchs produzieren konnte und die heute ihren derzeitigen Höhepunkt erlebt. Infolge der zunehmenden Produktivität arbeitet der Mensch schon länger nicht mehr, nur um zu überleben. Wir arbeiten heute auch, um uns Dinge leisten zu können, die wir eigentlich nicht bräuchten. Dabei stehen wir ständig unter Stress, meist jedoch nur psychisch, weil wir durch die fortschreitende Technisierung weit weniger körperlich arbeiten als je zuvor. Da durch Stress verursachte Hektik und Konzentrationsfehler unsere Arbeitsleistung eher verschlechtert wird, erfahren wir häufig einen Mangel an Zeit, was den Stress weiter steigert.

Wir empfinden den Stress eigentlich nicht, weil es viel zu tun gibt, sondern weil wir unsere Arbeit in der vorgegebenen Zeit nicht erledigen können. Das gilt auch dann, wenn andere uns dazu drängen, mehr zu erreichen, als in einer gewissen Zeit möglich ist. Da helfen nur Kommunikation und eine auf rationalen Vorgaben beruhende Planung. Zwanzig Jahre Managementerfahrung in der Biotechbranche haben mich eines gelehrt: Der häufigste Stressauslöser ist der Versuch, den Aufgaben nur so viel Zeit einzuräumen, wie wir im Idealfall benötigen. Dies stellt jedoch eher die Ausnahme dar. Wir sind deshalb nicht schneller und auch nicht so gut wie wir wären, wenn wir konzentrierter arbeiten würden. Wir erreichen am Ende meist weniger, als wir ohne enge Zeitvorgabe erreicht hätten.

Versuchen Sie es einmal: Planen Sie für das, was Sie tun möchten, etwas mehr Zeit ein. Addieren Sie einen Puffer dazu. Kalkulieren Sie nicht mit der Zeit, die Sie maximal aufwenden wollten, nur weil etwas anderes drängt. Das bewirkt Wunder. Bei mir funktioniert es immer öfter, wenn auch längst nicht immer. Es benötigt Selbstreflexion, ständige Übung und auch die Stärke, manchmal Nein zu sagen, zu sich selbst und zu anderen. Es geht also nicht darum, die Produktivität zu ändern. Es ist unsere Einstellung, die wir anpassen müssen: Stress ist ein Mangel an Zeitzuordnung, selten an Zeit.

Dieses Verhalten, sich immer mehr aufzubürden als praktisch machbar ist, scheint Teil unserer Kultur, unserer Erziehung zu sein. Gestresst zu sein gehört fast schon zum guten Ton. Es deutet außergewöhnliche Betriebsamkeit an, gibt dem Gestressten Bedeutung, sorgt für Aufmerksamkeit. Nicht gestresst zu sein wirkt in unserem Umfeld fast so, wie nicht wichtig zu sein. Dies ist auch ein Indiz dafür, dass ein gesunder Geist nicht nur einen gesunden Körper, sondern auch ein gesundes Umfeld benötigt.

Introvertierter Stress macht krank

Wir stecken im Körper eines Fischers und Sammlers. Die Stressreaktion half unseren Vorfahren beim Überleben lebensbedrohlicher Situationen. Akuter Stress ließ sie sich körperlich und mental auf zwei Handlungsoptionen mit maximaler Leistungsfähigkeit vorbereiten: Flucht oder Angriff. Durch nervöse und hormonelle Aktivitäten, vor allem durch die

Ausschüttung von Adrenalin und Kortisol, steigert Stress alles, was wir benötigen, um agieren zu können: die Herzfrequenz, den Blutdruck, den Zucker als Brennstoff. Und er stoppt die Verdauung. Außerdem schaltet er unser Immunsystem weitgehend aus, um alle verfügbaren Energiereserven des Körpers für die Bewältigung der Gefahrensituation zu mobilisieren.

Während wir früher die Stressursache mit Weglaufen oder dem Griff zur Keule beenden konnten, ist die Situation heutzutage eine völlig andere. Zunächst kommt es zu denselben urzeitlichen, physiologischen Veränderungen in unserem Körper, nur verschwinden unsere Probleme heute meist nicht, sehr selten durch Flucht, noch seltener durch Angriff. Sie bleiben einfach – wie unsere körperliche Reaktion, die wir nicht angemessen ausleben. Chronische Probleme sorgen für chronischen Stress. Und da wir uns auch zu selten bewegen, werden die hormonellen Vorgaben nicht erfüllt, die nach einer körperlichen Aktivität verlangen. Die Folge ist Anspannung ohne Entspannung. Somit hat der nicht ausgelebte Stress der Neuzeit auf Körper und Seele viele negative Auswirkungen, die uns rasant altern lassen.

Ein erhöhter Blutdruck und Herzrasen führen zu Kopfschmerzen, auf längere Sicht zur Schädigung der Blutgefäße mit katastrophalen Konsequenzen für sämtliche Organe, allen voran Herz und Gehirn. Der chronisch erhöhte Kortisolspiegel im Blut hindert unsere Immunzellen daran, mutierte Zellen zu eliminieren. Solche Krebsvorläufer entstehen ständig in unserem Organismus, und unser langfristiges Überleben hängt somit von einer intakten Immunüberwachung ab. Ist sie gestört, kann sich der Krebs ungehindert entwickeln. Aufgrund derselben hormonellen Immunstörung steigt die Infektionsneigung. Erhöhtes Kortisol verändert auch unseren Stoffwechsel und führt dazu, dass wir einen gefährlichen Fettgürtel aufbauen und an Diabetes mellitus erkranken.

Die Vorstellung ist grotesk: Wir machen uns oft selbst Stress, weil wir mehr leisten wollen. Dabei werden wir krank und sterben früher, um am Ende – auf das gesamte Leben betrachtet – viel weniger geleistet zu haben. Multi-Tasking führt zu Multi-Morbidität!

Ich weiß, wovon ich spreche. Ich litt an dieser Hetzkrankheit – nicht Herzkrankheit, obwohl Letztere dieser sehr häufig folgt. Wenige sind dagegen immun. Grund war für mich die Überlebensregel der akademischen Forschung: Publish or perish (veröffentliche oder verschwinde), und daraus zog ich meine Motivation, zumindest ist dies meine zurückblickende Erklärung.

In der molekularbiologischen Forschung verbringt man den Großteil des Tages mit der Überprüfung wissenschaftlicher Thesen durch viele unabhängige Experimente. Lange Wartezeiten sind die Regel, wenn Enzyme, Zentrifugen oder Sequenziergeräte zur Erbgutanalyse Stunden benötigen, um ein Ergebnis zu liefern. Das Problem ist, dass die Konkurrenz auch forscht, und es immer jemanden gibt, der an derselben Problemstellung arbeitet. Doch nur der Sieger bekommt das Patent und den Platz auf dem Podest. Wer das Ziel als Zweiter erreicht, hat nichts Wissenswertes mehr zu berichten, geht leer aus und verschwindet von der Bildfläche.

Für mich gab es daher nur eine Lösung: Ich musste die Wartezeiten zwischen den einzelnen Experimenten mit anderen Experimenten füllen, um meine Effizienz zu erhöhen. Dafür gibt es Timer, die Eieruhren der modernen Forschung. Je erfahrener ich wurde, desto mehr Timer konnte ich parallel laufen lassen. Eines Abends, nach zwölf aufreibenden Stunden, vergoss ich versehentlich den kostbaren Inhalt eines Reagenzglases. Mehrere Tage harter Arbeit waren mit einem Schlag dahin. Das gab mir zu denken. Ich war mit den Gedanken nicht bei der Sache gewesen, der nächste Timer klingelte schon, fünf weitere tickten. Der eigentliche Fehler lag aber in meiner Lebenseinstellung. Ich war erschöpft und gereizt, die wenige Freizeit, die ich mir gönnte, reichte nicht aus zur Entspannung. Mir wurde schlagartig klar, dass sich etwas ändern musste.

Als erstes verschwanden sämtliche Timer, bis auf einen. Ich nutzte von da an die Wartezeiten, um zu lesen oder mit Kollegen zu sprechen. Meine Arbeit wurde geselliger und auch effektiver, weil ich mich in den Wartezeiten regenerieren konnte, mich auf das Anstehende vorbereitete und dabei noch jede Menge von meinen Kollegen lernte. Interessanterweise wurde durch die Entschleunigung meine Fehlerquote so niedrig, dass ich bald glaubte, magische Hände zu haben. Ich nahm mir so viel Zeit wie nötig war. Ich besiegte Eile mit Langsamkeit. Und ich bin der festen Überzeugung, dass wir alle Erlebnisse dieser Art haben, bei denen alles „den Bach runter geht“, wie die kostbare Essenz meiner hektischen Arbeit den

Ausguss; wenn wir alles zugleich wollen und am Ende leer dastehen – auch im übertragenen Sinn.

Geben Sie den Jahren mehr Leben

Die Methusalems von Okinawa haben ein anderes Verständnis von Zeit als wir. Wenn wir unsere Zeit lebenswerter und gesünder gestalten wollen, müssen wir lernen, bewusst im Hier und Jetzt zu leben. Unser Gehirn ist trainierbar, in jedem Alter. Wir können bewusstes Leben nur durch Nachdenken und ständiges Üben erlernen, bis der Zombie in uns die Suche nach der Kraft in der Ruhe unbewusst zur Routine werden lässt. Das ist nicht selbstverständlich und braucht Disziplin. Wenn uns das gelingt, ist über diese Einsicht ein neuer Weg möglich. Es ist ein gutes Gefühl, Dinge bewusst zu machen, dabei fokussiert zu sein und zu sehen, wie sich der Erfolg auch ohne Stress einstellt. Geben Sie den Dingen die Zeit, die sie benötigen, und vertrauen Sie darauf, dass Sie damit die Chance auf ein längeres Leben erhöhen und damit insgesamt nur gewinnen werden.

Zeit ist eine relative Größe, auch bei irdischen Geschwindigkeiten. Da wir unsere Lebenszeit nur als Erinnerung an bewusst wahrgenommene Ereignisse empfinden, ist Zeit vom Erleben und Erinnern bestimmt. Schenken wir dem Moment mehr Aufmerksamkeit, leben wir bewusst im Hier und Jetzt, speichern wir mehr Erinnerungen: Die erinnerte und damit auch erlebte Zeit verlängert sich. Geben wir unseren Aufgaben nicht genügend Zeit, verursacht dies Stress. Die Methusalems in Okinawa sagen dazu: „Was heute nicht ist, ist morgen." Bei uns hingegen ist der Stress meistens hausgemacht. Wir lösen unsere Aufgaben nicht schneller, wenn wir uns zu wenig Zeit dafür nehmen. Im Gegenteil, der Stress, dem wir uns aussetzen, hat in aller Regel negativen Einfluss auf das Ergebnis. Dadurch vermindert Stress nicht nur das, was wir kurzfristig, sondern auch das, was wir insgesamt im Leben erreichen können. Wird er chronisch, verursacht er erhebliche seelische und körperliche Schäden, lässt uns dadurch vorzeitig altern und raubt uns Lebenszeit, quantitativ und qualitativ. Wer sich genug Zeit nimmt und sich auf das konzentriert, was er in jedem einzelnen Moment unternimmt, wird effektiver sein. Es gibt immer eine stressfreie Strategie, sein Ziel zu erreichen. Ansonsten sollte man sich fragen, ob man nicht den falschen Motiven folgt.

Die Methusalem-Formel: Lebensaufgabe

Wenn man das Dasein als eine Aufgabe betrachtet, dann vermag man es immer zu ertragen.

Marie von Ebner-Eschenbach

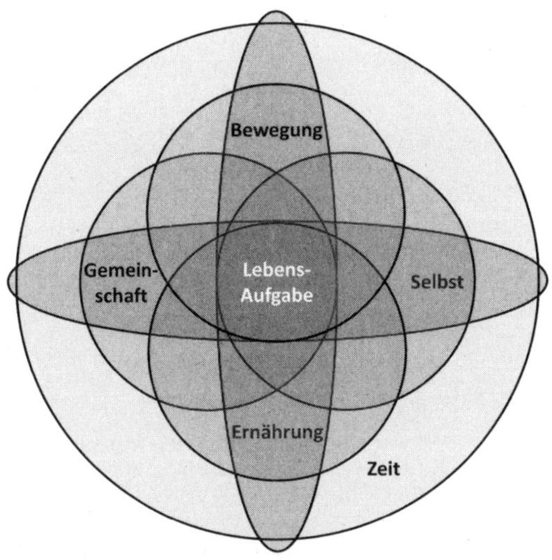

Der Sinn des Lebens

Die Frage nach der Lebensaufgabe ist eng an die nach dem Sinn des Lebens gekoppelt. Was ist der Sinn des Lebens? Welche Aufgabe haben wir? Entwicklungsbiologisch betrachtet besteht unsere Lebensaufgabe darin, unsere genetische Information weiterzugeben. Sexualtrieb, Mutterinstinkt und andere angeborene Verhaltensimpulse sorgen dafür, wie bei allen Lebewesen. Schon in der Bibel wird uns diese Aufgabe ans Herz gelegt und Geburtenkontrolle noch heute von ihren Interpreten abgelehnt: „Seid fruchtbar und mehret Euch,“

Zumindest bei Frauen wäre diese Lebensaufgabe mit dem Erreichen der Wechseljahre erledigt, der Lebenssinn erfüllt. Männer können sich, im Notfall mit kleinen blauen Pillen, ein paar Jahre länger fortpflanzen. Aber: War es das schon? Ist das der Sinn des Lebens?

Nicht nach der Theorie des Lebensprinzips, das auf der Vervielfältigung von Information basiert. Danach haben wir auch die Aufgabe, memetische Information, also unser Wissen und unsere Lebenserfahrungen, an die nächsten Generationen weiterzugeben. Auch einige Tiere lehren ihren Nachwuchs gewisse Fähigkeiten, letztendlich aber nur zu dem Zweck, dessen Überleben und so die genetische Reproduktion zu sichern. Unsere Zielsetzung geht jedoch über die bloße Sicherung des Erbguts hinaus. Durch unseren Verstand und die Errungenschaften unserer kulturellen Entwicklung haben wir sogar die Fähigkeit erlangt, Geburtenkontrolle zu praktizieren. Bewusst kontrollieren wir eine konkrete Konsequenz des genetischen Selbstzwecks. Selbstverantwortlich können wir entscheiden, ob wir Kinder bekommen wollen oder eben nicht.

Genauso könnte es uns auch gelingen, den memetischen Selbstzweck zu kontrollieren. Wir können uns schützen, indem wir seine Mechanismen, die unsere Kultur prägen, verstehen und für unsere Zwecke nutzen. Immanuel Kant forderte schon im Jahr 1784:

„Habe Mut, Dich Deines eigenen Verstandes zu bedienen!"

Wer den Mut hat, Dinge zu hinterfragen, über sein Leben ehrlich zu reflektieren, kann die Erbsünde der heutigen Zeit heilen: Ideologien, die nur ihren Selbstzweck nähren, konsumkonforme Verhaltensweisen und schädliche Traditionen, die von Generation zu Generation weitervererbt werden.

Der Gedanke, dass wir den Kräften des Universums nicht schutzlos ausgeliefert sind, wenn wir uns auf unsere Fähigkeit zur Selbstverantwortung besinnen, ist alt. Schon vor zweieinhalbtausend Jahren suchte Hippokrates von Kos, der Begründer der westlichen Medizin, die Ursachen von Erkrankungen nicht mehr bei den Göttern, die nach ihren Launen handelten, sondern in den Gesetzen der Natur und im Verhalten des Menschen. Er erkannte, dass der Mensch nicht nur Prävention betreiben, sondern auch die Selbstheilung einleiten kann. Selbstverantwortliches Handeln steht über allem. So wenig wie wir die Götter für unsere Gebrechen zur Rechenschaft ziehen sollten, so wenig sind sie vermutlich für unsere Sinngebung verantwortlich.

Wenn jemand behauptet, den Sinn des Lebens gefunden zu haben, sollten wir misstrauisch werden. Denn wenn wir dessen Argumenten folgen, verzichten wir auf die Möglichkeit, uns selbst auf Sinnsuche zu begeben. Es könnte nämlich sein, dass der Sinn des Lebens gerade in der nicht endenden Suche danach besteht. Denn nur eine Aufgabe, die nie endet, kann meines Erachtens den Lebenssinn in sich tragen. Aufgaben sind unser Lebenselixier. Der Weg ist das Ziel.

Leben ohne Sinn

Wenn man unseren Lebenssinn aus dieser Prämisse ableitet, wird erkennbar, dass wir Weisheit und Erfahrung mehr Wert beimessen sollten. In Okinawa werden die Alten geradezu verehrt. Ein krasser Gegensatz zum westlichen Jugendwahn. Die Alten haben bis ins hohe Alter ihre Aufgaben und so eine dauerhafte Daseinsberechtigung in der Gesellschaft. Es ist daher nicht verwunderlich, dass es in der Sprache Okinawas nicht einmal ein Wort für Ruhestand gibt. Es gibt jedoch den Begriff *Yuimaru*. Er bedeutet so viel wie „Kreis" oder „Verbindung". Man könnte ihn übersetzen mit „nützlich sein" oder „dazugehören". Daraus leitet sich auch die „Hilf-deinem-Nachbarn-Ethik" ab, die den Charakter der Menschen von Okinawa prägt.

Noch vor nicht allzu vielen Generationen wurden lebenswichtige Informationen mündlich überliefert. Das hat sich mit der Schriftsprache, dem Buchdruck und dem Internet verändert. „Ältestenrat" ist ein Begriff, der kaum noch Verwendung findet. Unsere Werte verändern sich mit hoher Geschwindigkeit, werden immer mehr vom Internet vorgegeben. Information ist flüchtig. Vermeintlich Wissenswertes ist oft nur noch für Tagesmeldungen von Bedeutung. Es wird immer weniger Wert gelegt auf Weisheit, die auf lebenslanger Erfahrung beruht, und infolgedessen wird sie auch nicht mehr generiert: Erfahrung benötigt den Mut zur Selbstreflexion – Information kann man sich einfach herunterladen.

Viele Menschen definieren ihren Selbstwert nicht über ein wachsendes Verständnis ihres Daseins, sondern über den Status ihrer Arbeit, die Höhe des Gehalts. Die unvermeidbare Lebenskrise beginnt im mittleren Lebensalter, wenn der Weg nach oben auf der Karriereleiter immer beschwerlicher wird und die falschen Motive als solche entlarvt werden. Spätestens dann spüren viele den Verlust ihrer Existenzberechtigung und laufen Gefahr, depressiv zu werden. Solche Gefühlslagen wiederum engen das Denken und damit auch die Möglichkeit ein, sich auf die Suche nach dem wahren Lebenssinn zu begeben. Der Zustand der Hoffnungslosigkeit wirkt auf sämtliche Vitalfunktionen: Man wird körperlich krank und altert schneller. Verantwortlich dafür ist unsere Kultur. Doch die wird von uns Menschen gemacht, also können wir sie auch ändern.

Apoptose auf sozialer Ebene

Der Natur geht es nur um unseren Beitrag zur Vermehrung von Information. Nur durch unser Bewusstsein können wir uns unseren eigenen, auf uns selbst bezogenen Lebenssinn ersinnen, uns sinngebende Aufgaben stellen. Sollten wir dies jedoch nicht schaffen, zeigt uns ein lehrreicher Ausflug ins Reich der Körperzellen, wie es uns ergehen kann. Zellbiologen unterscheiden zwei Arten des Todes: Nekrose und Apoptose. Beide Formen finden sich auch auf der Ebene des gesamten Organismus, also auf sozialer Ebene.

Wenn eine Zelle gewaltsam stirbt, sei es durch Sauerstoffmangel, wie bei einem Infarkt, oder durch eine äußere Verletzung, dann zerfällt sie. Diese gewaltsame Gewebsschädigung wird als Nekrose bezeichnet. Die Zerfallsprodukte locken Immunzellen an. Diese räumen die Abfälle im Rahmen einer Entzündungsreaktion ab. Ist die Verletzung nicht zu groß, repariert sich die lokale Katastrophe. Apoptose hingegen beschreibt einen nach Skript ablaufenden Selbstmord, der in jeder Minute still und heimlich und völlig ohne äußere Gewalteinwirkung in unserem Körper milliardenfach abläuft. Unsere Körperzellen sterben nach einem im Erbgut einprogrammierten Suizidprogramm. Es verursacht keine Schmerzen und keine Entzündung. Für die Existenz dieses Mechanismus gibt es viele gute Gründe. So dient in der Embryonalentwicklung immer wieder Gewebe als eine Art Gerüst für neue Strukturen. Es muss danach wieder abgebaut werden. Auch im fertig entwickelten Menschen erneuert sich der Körper immer wieder von Grund auf selbst. Zellen altern und werden aus Stammzellen ersetzt, bis zu fünfzig Millionen Körperzellen pro Sekunde. Das ist die Basis für Anpassung und Regeneration. Viele Zellen müssen nach ihrer Entstehung an ihren zukünftigen „Arbeitsplatz" wandern. Finden sie diesen nicht, haben sie keine Daseinsberechtigung und müssen sterben, denn sie können ihre Aufgabe nicht erfüllen.

Eine Ausnahme bilden Krebszellen. Sie benötigen keine Überlebenssignale ihrer Nachbarn, etwa ein „Du wirst hier gebraucht!" oder „Du bist hier richtig!". Alle normalen Zellen sind angewiesen auf ein intaktes „soziales" Gefüge, auf eine gesunde Nachbarschaft, die ihnen ihre Daseinsberechtigung gibt, sonst startet das zellinterne Suizidprogramm.

Apoptose ist im Vergleich zur Nekrose ein natürlicher Prozess. Auf sozialer Ebene entspräche eine Nekrose einem Tod durch äußere Gewalt oder einen Unfall, die Apoptose unserem natürlichen Tod im hohen Alter. Das Programm läuft aber auch früher ab, wenn der Halt in der Gemeinschaft nicht mehr gegeben ist. Denn auch wir benötigen ständig Signale aus unserem sozialen Umfeld, die uns am Leben erhalten: Kommunikation ist lebenswichtig, Gebrauchtwerden ein Lebenselixier. Unser Lebenssinn besteht in der Weitergabe und im Austausch unserer Werte. Findet er nicht mehr statt, verlieren wir unsere gefühlte Daseinsberechtigung. Daher laufen wir Gefahr, ohne funktionierende soziale Kontakte eine Art programmierten Tod zu erleiden, der sich in Form von Depression still und leise anbahnt.

Sinngebung

Rein biologisch können wir den Lebenssinn in der Vermehrung genetischer Information als gegeben betrachten. Kraft unseres Denkens tragen wir auch zur memetischen Entwicklung bei. Der Schlüssel zu einem ausgeglichenen und erfüllten Leben ist nun, die beiden Triebfedern unserer

Existenz in Einklang zu bringen. Da wir weder unser Erbgut ändern können noch als dauerhafte Konsumenten pharmazeutischer Produkte enden wollen, müssen wir uns mental verändern. Das ist prinzipiell nicht allzu schwierig, denn unser Gehirn ist inhaltlich sehr plastisch und formbar.

Jeder Mensch gibt sein Wissen in veränderter Form weiter und beeinflusst damit andere Menschen. Die wiederum nehmen diese Information an, variieren sie und geben sie vielleicht weiter. Egal, wie die Reaktion ausfällt und ob wir nun darin einen Sinn erkennen oder nicht: Schon die Botschaft hat die Feinstruktur unseres Gehirns verändert. Welche Informationen wir jedoch suchen, anstatt von ihnen gefunden zu werden – man denke nur an die Berieselung durch die Medien –, und ob wir bereit sind, auch vom ersten Anschein her unangenehme Themen anzugehen, liegt an uns selbst beziehungsweise daran, ob wir ein Motiv haben, mit der Bequemlichkeit des Gewohnten zu brechen. Machen wir die Sinnsuche zu unserer Lebensaufgabe, werden wir zu Philosophen in eigener Sache, dann ergibt sich das Motiv wie von selbst.

Im Schaubild der Methusalem-Formel ist das zentrale Element Lebensaufgabe nicht eingekreist. Das ist beabsichtigt. Alleine durch die Symmetrie der vier umliegend angeordneten Elemente entsteht virtuell ein perfekter Kreis. Im übertragenen Sinn benötigen wir für die Erfüllung unserer Aufgaben ein balanciertes Zusammenspiel aller Formelelemente. Finden wir unseren Lebenssinn durch die Suche danach, erreichen wir wiederum deren ausgewogenes Zusammenspiel. So tragen alle umliegenden Elemente auf ihre jeweilige Weise zu einem geistig und körperlich aktiven, langen Leben bei. Umgekehrt verlieren sie ihren Sinn, wenn wir uns keine Aufgaben mehr stellen.

Meine Großmutter beschloss, mit achtzig Jahren aus dem Kirchenchor auszutreten. Dadurch verlor sie, ohne sich dessen bewusst zu sein, eine lebenswichtige Möglichkeit, ihre sozialen Kontakte zu pflegen. Die Folge war der Verlust einer für sie wichtig gewordenen Lebensaufgabe. Sie musste auch nicht mehr zum Singen aus dem Haus, so war auch das Element der Bewegung verändert. Ihr Erleben wurde auf unheilvolle Art eingeschränkt. Ihre geistigen und körperlichen Leistungsfähigkeiten zerfielen wie im Zeitraffer, bald darauf verließ sie das Bett nicht mehr.

Wäre es ohnehin zu diesem körperlichen und geistigen Abbau gekommen? Das kann man aus einer Einzelbeobachtung heraus niemals beantworten, wir können leider nicht in einem alternativen Universum einen vergleichenden Test durchführen, in dem meine Großmutter weiter singen würde. Es gibt jedoch gute Daten aus Okinawa (sowie kontrollierte Studien an Labormäusen), die eindeutig belegen, dass geistige und körperliche Aufgaben gesundheitserhaltend und lebenswichtig sind und sogar eine erbliche Demenzerkrankung aufhalten können: Ziele zu haben und sich Aufgaben zu stellen ist lebenswichtig, und damit ist auch unsere Suche nach dem Lebenssinn eine niemals endende. Bleiben Sie also aktiv. Wenn Sie mit achtzig Jahren noch einen Berg besteigen wollen, dann starten Sie mit dem Training, nehmen Sie sich einen Bergführer und tun Sie es einfach.

Wir sind die kreativen Knotenpunkte eines komplexen Netzwerkes von Genen und Memen, in dem wir uns ständig austauschen und dabei sowohl uns selbst als auch unser Umfeld verändern. Damit kommt uns eine schöpferische Aufgabe zu, deren Erfüllung wir als Sinn unserer Existenz verstehen können (und meiner Ansicht nach auch sollten). Deshalb kommt dem Fragenstellen eine zentrale Bedeutung zu. Das Suchen nach Antworten treibt die Memetik am effektivsten in unserem Sinne voran, weit mehr als das stumpfe Akzeptieren der gegebenen Verhältnisse. Die kapitalistische Konsumgesellschaft reduziert die Werte des Lebens auf Phantasien, gepriesen durch die Inhalte von Werbeslogans, an denen man unwillkürlich scheitern wird. Manche religiösen Ideologien mit ihren daraus erwachsenen Traditionen vertrösten uns auf einen jenseitigen Lebenssinn, der sehr viel Leid ins Diesseits trägt. Unsere Aufgaben sind falsch definiert. Wir reduzieren den Sinn des Lebens auf das Jenseits, opfern dabei unser Leben einer Illusion. Oder wir scheitern, bezogen auf unser genetisches Erbe und die davon abhängige Triebbefriedigung, an reiner Profitsucht und Machtgier ebenso wie am Jugendwahn. Umweltzerstörung und Ausbeutung sind die globalen Konsequenzen.

Aber die höheren Güter unseres Daseins sind unabhängig vom Konsum: Fragen zu stellen und ein Philosoph in eigener Sache zu werden kostet fast nichts. Nur den Mut, sich den möglicherweise unangenehmen Antworten zu stellen. Immanuel Kant formulierte das Phänomen so: „Es ist so bequem, unmündig zu sein. (…) Ich habe nicht nötig zu denken, wenn ich nur bezahlen kann." Mündigkeit zu erlangen ist eine nie endende Lebensaufgabe, die uns Sinn im Leben verleiht. Aufgaben selbst werden dadurch zu einem Lebenselixier. Es ist unabdingbar, dass wir darin den Sinn erkennen und ihn annehmen. Durch unser Gehirn sind wir auf einzigartige Weise dazu qualifiziert, das Netzwerk aus Genen und Memen, von dem wir ein Teil sind, zum Wohle von uns allen zu gestalten.

Die Methusalem-Formel: Bewegung

Fließendes Wasser fault nicht, die Türangeln rosten nicht; das kommt von der Bewegung.
Lü Bu We

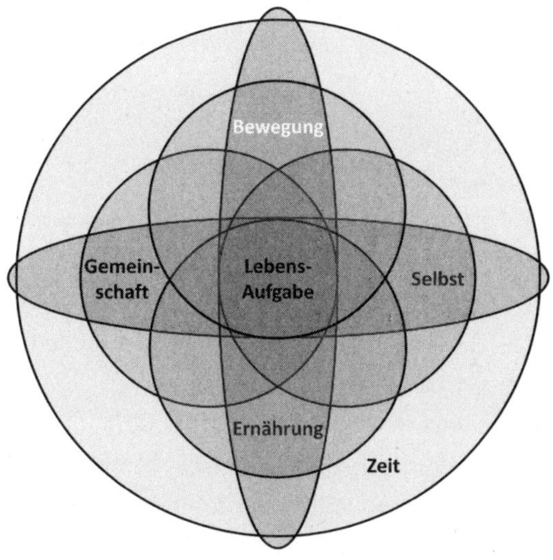

Bewegung im natürlichen Rhythmus des Lebens

Die Methusalems von Okinawa halten Körper und Geist auf natürliche Art im Einklang: Bewegung ist Meditation, Konzentration auf das Hier und Jetzt. Sie tun dies bei der täglichen Gartenarbeit, bei der sie engen Kontakt mit der Natur pflegen, beim spirituellen Okinawa-Tanz, wo sie alte Mythen zelebrieren oder bei den fließenden Bewegungen des Tai Chi Chuan. Das chinesische Schattenboxen erfordert ein harmonisches Wechselspiel zwischen Körper und Geist. Es lässt sic inneren Ausgleich finden, wie auch Karate, eine sehr alte Kampfkunst, die in Okinawa entwickelt wurde. Bewegung schenkt ihnen Ganzheit und wird nie in Frage gestellt. Sie ist nicht nur Teil des Lebensrhythmus, sie ist Leben! Und damit auch Routine wie Essen und Trinken, Schlafen und Atmen. Wissenschaftliche Untersuchungen mit Schrittmessern belegen, dass sich die Alten Okinawas doppelt so viel bewegen wie die jungen Menschen vor Ort, die sich inzwischen immer mehr unserem westlichen Lebensstil anpassen.

Bewegung ohne Balance ist gefährlich

Nach fast zwanzig Jahren Management-Karriere, mit ebenso vielen Kilogramm Übergewicht, entdeckte ich für mich wieder den Sport. Dabei änderte ich zunächst wenig an meiner typischen „Managerernährung", obwohl vornehmlich gesundheitliche Gründe der Anlass waren, mich wieder mehr zu bewegen. Erst als die Fitness und auch die Gewichtsreduktion stagnierten, wurde ich nachdenklich und stieß bei meinen Recherchen auf die Geschichte des Laufsport-Gurus Jim Fixx.

Jim Fixx rauchte zwei Packungen Zigaretten täglich und wog 110 Kilogramm, als er mit fünfunddreißig Jahren mit dem Laufen begann. Zehn Jahre später war Jim, mittlerweile Nichtraucher, 30 Kilo leichter. Sein Buch „The Complete Book of Running" wurde zum Bestseller. Obwohl sein Vater früh an einem Herzinfarkt gestorben war, vertraute er darauf, dass der Sport ihn vor demselben Schicksal bewahren würde. Sport war für ihn Allheilmittel und Vorbeugung zugleich – und er zelebrierte ihn als solchen. Alle Ratschläge, auch die Ernährung an seinen Lebensstil anzupassen, schlug er in den Wind. Jeder Nichtraucher, der einen Marathon unter vier Stunden laufen könne, sei immun gegen einen Herzinfarkt, sagte er. Nur wenige Monate später war er tot. Ursache: ein massiver Infarkt.

Viele Bewegungsmuffel sehen in diesem Fall ihre Sport-ist-Mord-These bestätigt. Die Geschichte ist zwar nur eine Einzelbeobachtung, zeigt aber, was passieren kann, wenn die lebenswichtige Balance zwischen den Elementen der Methusalem-Formel fehlt. Bewegung ist zwar gesund, erhöht aber auch den Energiebedarf. Wird dieser mit Junk-Food gedeckt, kann der gesundheitliche Vorteil des Sich-Bewegens sogar zum Nachteil werden. Beispiele wie die Geschichte von Jim Fixx heizen die Diskussion an, ob Sport nicht Mord sei. Genau dies unterscheidet die Kultur Okinawas von der unseren: Wir stellen uns aufgrund unserer kulturellen Entwicklung die Frage, ob wir uns überhaupt bewegen wollen.

Hätten wir Flügel, wären sie gestutzt!

Zu provokant? Nun, wir haben auch Beine und nutzen sie meistens nur noch dann, wenn gerade mal kein Auto zur Verfügung steht. Viele von uns bewegen sich nur noch wenige Minuten am Tag. Der Fischer und Sammler in uns verzeiht uns dies nicht. Wir sind dazu gemacht, uns täglich körperlich zu belasten.

Wenn wir dem Körper etwas nehmen, woraufhin er über Jahrmillionen angepasst wurde, verändern wir viele seiner Systeme. Zum Beispiel ist ein arbeitender Muskel genetisch dazu in der Lage, Zucker auch ohne Insulin aus dem Blut aufzunehmen, dies im Gegensatz zu Fettzellen, die Insulin benötigen, um Zucker in Depot-Fett zu verwandeln, das in schlechten Zeiten Energie bereitstellen soll. Wäre unser Organismus auf ein bewegungsarmes Leben eingestellt, hätte uns die Evolution sicher anders ausgestattet, vielleicht mehr pflanzenähnlich. Es überrascht daher nicht, dass unser überstrapaziertes Insulin-System nach Jahren chronischen Bewegungsmangels, kombiniert mit ebenso chronischer Fehlernährung, unseren Blutzucker nicht mehr regulieren kann und Diabetes mellitus zu einer Volkskrankheit epidemischen Ausmaßes geworden ist.

Bewegung ist Teil der natürlichen Balance, die in unserer Genetik verankert ist: eine Notwendigkeit wie Essen, Trinken und Schlafen. Wenn Ihnen jemand sagt, er habe keine Zeit, sich zu bewegen, dann fragen Sie ihn doch mal, ob er auch keine Zeit zum Essen findet. Durch die Technisierung glauben wir, uns entscheiden zu können, ob wir uns bewegen wollen oder nicht. Es ist aber eigentlich keine freie Entscheidung. Ohne Fragen zu stellen, um die Motive unseres Tuns beziehungsweise Nichttuns zu verstehen, sind wir unserer Kultur ausgeliefert. Unser Luxus wird zum

Luxusproblem mit fatalen Folgen. Die Konsequenzen unserer kulturellen Entwicklung treten meist schleichend ein und verursachen meist erst dann Probleme, wenn es schon sehr spät ist.

Im Gegensatz zum Appetit, der uns zum Essen nötigt, fehlt uns eine entsprechende Motivation zur Bewegung. Das erklärt sich evolutionsbiologisch: Nahrung musste in vergangenen Zeiten so energieeffizient wie möglich gesammelt oder erjagt werden. Sobald genug zum Essen und Trinken da war, war es sogar von Vorteil, sich nicht zu bewegen, um die Energie zu konservieren und sich zu erholen. Heutzutage müssen wir uns ein Motiv zur Bewegung suchen und uns ihre Notwendigkeit bewusst machen, denn alle unsere Organe profitieren davon, wenn unsere Muskeln sich ab und zu betätigen, auch unser sinnsuchendes.

Bewegung für den Geist

Jeder dritte Deutsche wird an Alzheimer erkranken. Das ist die derzeitige Prognose für diese Hirnerkrankung – eine Apokalypse in geschlossenen Räumen. Als der Arzt Alois Alzheimer im Jahr 1901 die Krankheit zum ersten Mal beschrieb, war sie noch nicht die häufigste Form von Altersdemenz. Sie zerstört das Gehirn ihres Opfers. Zuerst fällt das Kurzzeitgedächtnis aus, allmählich werden auch die Verbindungen in die Vergangenheit gekappt, die Großeltern erkennen ihre Enkel nicht mehr.

Die Krankheit lässt sich im Frühstadium zwar noch erfolgversprechend therapieren (siehe Nehls: „Alzheimer ist heilbar", Heyne Verlag). Besser wäre jedoch die Prävention, die Unglaubliches bewirken kann. Studien zeigen, dass schon drei bis vier Mal sportliche Aktivität pro Woche die Wahrscheinlichkeit, an Alzheimer zu erkranken, um 40 Prozent senkt. Alle Elemente der Methusalem-Formel zusammen verringern die Wahrscheinlichkeit auf nahezu null.

Der Hippocampus ist eine spezielle Gehirnformation im Schläfenlappen des Großhirns. Information, die langfristig gespeichert wird, muss durch diesen Teil des Gehirns: Er ist das Tor zum Gedächtnis. Räumliche Information speichert er langfristig selbst – überlebenswichtige Information für den Fischer und Sammler. Es ist gut möglich, dass deshalb gerade der Hippocampus die besondere Fähigkeit behalten hat, lebenslang neue Nervenzellen zu produzieren.

Bei Alzheimer sterben primär die Nervenzellen im Hippocampus. Die Folgen sind fatal. Die Patienten verarmen nicht nur geistig, auch ihre körperliche Aktivität lässt nach. Diese Symptome wurden bis vor kurzem als Folge der Erkrankung betrachtet. In den letzten Jahren dachten einige Wissenschaftler um und gingen ganz konkret einer alternativen Hypothese nach: Wäre es vielleicht möglich, dass der Verlust an körperlicher und mentaler Aktivität zunächst nicht Folge, sondern eher Ursache der Alzheimer-Erkrankung ist? Da dies nach dem Ausbruch der Symptomatik nicht mehr nachvollziehbar ist, war diese provokante These zunächst nicht überprüfbar.

Die ersten Antworten lieferte die Molekulargenetik. Wissenschaftler entdeckten, dass die seltenen und meist sehr aggressiv verlaufenden Frühformen der Krankheit genetischen Ursprungs sind – im Gegensatz zur ungleich häufigeren Altersform. Diese Erkenntnis führte zur Identifizierung der so genannten Alzheimer-Gene, was die weitere Forschung beflügelte und den Genetikern erlaubte, zum ersten Mal gezielt der Frage nach Ursache und Wirkung nachzugehen. Dazu pflanzten sie eine der aggressiven Varianten eines menschlichen Alzheimer-Gens in das Erbgut von Inzuchtmäusen ein. Diese sind, wie eineiige Zwillinge, genetisch völlig identisch, wodurch unterschiedlich behandelte Mäuse aussagekräftig miteinander verglichen werden können. Dies gilt für genetische Veränderungen ebenso wie für Veränderungen aufgrund von Umwelteinflüssen.

Alzheimer-Symptome, wie zum Beispiel Gedächtnisverlust, entwickeln sich bei den Inzuchtmäusen, die das Alzheimer-Gen des Menschen in ihrem Erbgut tragen, sehr verlässlich: Bei einem Gedächtnisexperiment müssen Labormäuse eine unter der Wasseroberfläche versteckte Rettungsinsel finden. Beim ersten Mal retten sich Mäuse beim Umherschwimmen noch zufällig. Die Nager besitzen jedoch ein exzellentes räumliches Gedächtnis. Beim zweiten Mal finden geistig gesunde Mäuse die Plattform sehr schnell; ein Maß für ihr Erinnerungsvermögen, ganz im Gegensatz zu den Alzheimer-Mäusen, deren Suche jedes Mal von Neuem beginnt.

Leben diese Mäuse jedoch, noch bevor die Krankheit bei ihnen ausbricht, in einem Umfeld, in dem sie sich viel bewegen müssen und/oder das sie geistig fordert, lässt sich die Krankheitsentwicklung nicht nur deutlich abschwächen oder verzögern, sondern unter Umständen sogar komplett verhindern. Der Effekt kann so ausgeprägt sein, dass die Alzheimer-Mäuse sogar eine bessere Gedächtnisleistung entwickeln als ihre genetisch völlig gesunden Verwandten, die in ihren Käfigen nur dahinvegetieren. Der Einfluss der fordernden Umgebung zeigt sich auch im Gehirn: Im Hippocampus der Alzheimer-Mäuse werden trotz der Veranlagung durch das Alzheimer-Gen, das normalerweise die Nervenzellproduktion verhindert, wie bei genetisch unveränderten Mäusen neue Hirnzellen gebildet. Darüber hinaus stimuliert Bewegung nicht nur die Neubildung der Nervenzellen, sie verhindert auch deren Absterben. In Summe führt dies bei allen Mäusen, mit oder ohne Alzheimer-Gen in deren Erbgut, zu einem größeren Hippocampus. Das Gehirn lässt sich nicht nur wie ein Muskel trainieren: Es wächst durch Bewegung.

Von allen verschiedenen Anreizen, die man bei den Mäusen testete, zeigte das Laufrad die größte Wirkung. Je mehr sich die Mäuse bewegen, umso ausgeprägter verzögert sich der Ausbruch der Alzheimer-Symptome! Nicht ganz überraschend ist die Beobachtung, dass Bewegung die Alzheimer-Erkrankung effizienter verhindert, wenn die Tiere nicht zur Bewegung gezwungen werden. Es ist zwar nicht völlig geklärt, warum das so ist, man kann aber spekulieren: Vielleicht erzeugt der Zwang zur Bewegung Stress, der die positiven Effekte der Bewegung wieder leicht abschwächt. Aber selbst dann, wenn man die Tiere zur Bewegung nötigt, ist immer noch ein Schutz vor der Erkrankung zu verzeichnen.

Bewegung allein ist aber noch nicht alles, was das Gehirn tagtäglich benötigt. Ernährt man die Alzheimer-Mäuse mit vitaminreicher Kost, wird der positive Effekt nochmals gesteigert. Viele Vitamine schützen die Zellen unseres Körpers vor den so genannten Sauerstoffradikalen. Sie entstehen als chemisch sehr aggressive Zwischenprodukte bei der biochemischen Nutzung von Sauerstoff in unseren Zellen. Sie fallen vermehrt an, wenn der Stoffwechsel erhöht ist, wir psychischem Stress oder Umweltgiften wie Zigarettenrauch ausgesetzt sind. Sie greifen unsere Erbsubstanz an und treiben den Alterungsprozess voran. Der aggressive Sauerstoff oxidiert auch unsere Proteine, die als Müll in den Zellen deponiert werden und sie dadurch auf Dauer schädigen. Wir rosten sozusagen innerlich. Ein Teil dieses Mülls bildet beispielsweise das Lipofuszin, das sich im Körper wie auch in der Haut in Form brauner Flecken ablagert. Wir nennen sie Altersflecken.

Ähnliches passiert in unseren Blutgefäßen: Radikale oxidieren das Cholesterin im Blut, das sich in den Zellen der Blutgefäßwände ansammelt und diesen den illustrativen Namen „Schaumzellen" verleiht. Sie verursachen eine Verdickung der Gefäßwand, die Grundlage für die Entstehung der Arteriosklerose. Radikale stehen somit am Anfang einer Kausalkette, die in seniler Demenz endet, verursacht durch chronische Mangeldurchblutung sowie eine direkte Schädigung der Nervenzellen.

Bewegung aktiviert die körpereigenen Systeme, die Radikale abfangen. Bewegung baut zudem Stress ab, der unser Gehirn schädigt, vorausgesetzt, wir entwickeln wieder Freude an ihr. Zudem erhöht sie unseren Energiebedarf. Ideal, um uns mit Vitaminen und auch Spurenelementen wie Zink oder Selen zu versorgen, die unsere Radikalfänger für ihre volle Funktion benötigen. Die richtige Balance zwischen Bewegung und Ernährung ist lebenswichtig.

Kein Sport ist Mord

Durch Bewegung können wir aggressive Radikale eindämmen und unschädlich machen. Beantworten wir also die Frage, ob wir uns bewegen sollen oder nicht, mit einem Nein, dann verleugnen wir einen wichtigen Aspekt unserer Natur. Manche Konsequenzen sind offensichtlich: Ohne regelmäßige Bewegung verdoppelt sich durchschnittlich der Körperfettanteil vom fünfundzwanzigsten bis zum fünfundsechzigsten Lebensjahr. Ursache ist zunächst ein Missverhältnis in unserer Energiebalance, aber nicht ausschließlich, denn ein Mangel an Bewegung lässt sich nicht durch eine Reduktion der Nahrung ausgleichen: Regelmäßige Bewegung beeinflusst auch die Verteilung des Körperfetts. Insbesondere Fett, das sich im Bereich des Unterbauches ablagert, ist schädlich: Schon 4 Kilogramm an zusätzlicher Fettmasse verdoppelt das Diabetes-Risiko, bei 20 Kilogramm erhöht es sich auf das Fünfzigfache. Das Risiko, an Krebs zu erkranken, steigt ebenfalls um ein Vielfaches. Da wir ohne ausreichende Belastung kontinuierlich an Muskelmasse verlieren, fällt der Verlust wegen der gleichzeitigen Zunahme an Fettgewebe meist nicht auf, und diese dann auch erst spät ins Gewicht.

Krebs ist, anders als bei uns, bei den Alten in Okinawa eine Seltenheit: Die Wahrscheinlichkeit, an Brustkrebs zu sterben, ist dort um 85 Prozent niedriger, bei Dickdarm- und Eierstockkrebs um 65, bei Prostatakrebs sogar um 90 Prozent. Etwa 50 Prozent von uns werden an einem Herzinfarkt oder Schlaganfall sterben, jedoch nur 20 Prozent der traditionell lebenden Alten von Okinawa.

Unsere aerobe Fitness, ein wichtiger Marker für die Versorgung unserer Organe mit Sauerstoff und damit auch für unseren nicht motorisierten Bewegungsradius, sinkt ab dem 25. Lebensjahr in jedem folgenden Jahrzehnt um etwa zehn Prozent. Das ist der Wert für den „normalen" Durchschnitt. Treiben wir jedoch regelmäßig Sport, begrenzt sich die Abbaurate auf etwa zwei bis drei Prozent: Wir könnten mit siebzig Jahren leistungsfähiger sein als der durchschnittliche Vierzigjährige von heute, mit Hundert könnten wir sogar noch so fit sein wie ein „normaler" Fünfzigjähriger.

Schlechte Ernährung und Bewegungsmangel führen jedoch dazu, dass sich auch die Leber- und Nierenfunktion bis zum 70. Lebensjahr verschlechtert, um etwa 40 Prozent. Bis dahin haben wir auch etwa ein Drittel unserer Knochenmasse verloren. Das muss nicht sein: Die Wahrscheinlichkeit, sich den Oberschenkelhals zu brechen, ist ein klassischer Hinweis auf Osteoporose. Und die ist beispielsweise in Okinawa nur etwa halb so hoch wie bei uns: Die Alten dort sind viel in Bewegung. Und auch gegen diese Zivilisationskrankheit kann man durch Ernährungsmaßnahmen alleine nicht vorbeugen. Solange wir uns nicht körperlich belasten, hat Nahrungskalzium keinen Effekt beim Erhalt unserer Knochen – auch wenn uns Werbeslogans beruhigend suggerieren: „Die Milch macht's." Astronauten auf der Internationalen Raumstation ISS entwickeln schon bei Standardaufenthalten rasant Anzeichen von Osteoporose. Das ist besorgniserregend. Allerdings ist dies nicht unerwartet, denn unser Körper befindet sich immer im Umbau: Unter Belastung werden wir stärker, ohne Belastung, wie im Extremfall bei Schwerelosigkeit, bauen wir ab.

In Erinnerung an unsere steinzeitlichen Vorfahren entdecken wir das Barfußlaufen für uns neu, und die Laufschuhindustrie propagiert flache Schuhe. Denn hohe und weiche Sohlen, die lange Jahre Verkaufsschlager waren, belasten unsere Sprunggelenke falsch. Und über kurz oder lang wird sich auch das Verständnis durchsetzen, dass Waldboden zum Laufen natürlicher und besser geeignet ist als Asphalt. Unsere Vorfahren liefen nicht auf asphaltierten Wegen. Trotzdem veranstalten wir Marathons in Großstädten.

Bewegung baut auf natürliche Weise das gesundheitsgefährdende Stress-Hormon Kortisol ab. Stress hemmt unsere Kreativität. Sport, also Kampf oder Flucht in der Light-Version, sorgt für natürliche Entspannung. Als ich vor Jahren den Entschluss fasste, mich wieder mehr zu bewegen, trotz oder wegen der sehr hohen beruflichen Belastung als Leiter einer Biotechnologie-Firma, informierte ich bald darauf den Aufsichtsrat. Sie sollten sich nicht sorgen, wenn mein Gesicht an Fülle verlieren sollte und nicht an eine schwere Erkrankung denken, im Gegenteil. Bei der Gelegenheit scherzte ich, dass ich für die Zeit meines Radtrainings eigentlich bezahlt werden müsste, denn tatsächlich habe ich die kreativsten Ideen immer dann, wenn bei und durch die Bewegung in der Natur auch meine Gedanken sich frei entfalten können. Fast alle meine Ideen und Erfindungen, die schließlich zu Patenten wurden, entstanden in Bewegung. Auch die Strategie, die meiner Firma half, die Krise der Biotechnologie im Jahr 2002 zu überwinden.

Bewegung in Balance mit den anderen Elementen der Methusalem-Formel stärkt das Immunsystem, indem sie Stresshormone abbaut und körpereigene, antioxidative Systeme aktiviert. Das Altern verlangsamt sich, die Anfälligkeit für Krankheiten nimmt ab. Regelmäßige Bewegung sorgt auch für eine Umverteilung des Cholesterins im Blut: Anstatt, wie bei uns üblich, vermehrt an LDL gebunden zu sein, an ein Transportsystem, das mit einem hohen Arteriosklerose-Risiko verknüpft ist, zirkuliert das Cholesterin verstärkt gebunden an das so genannte HDL-Transportsystem. Erhöhtes HDL reduziert wiederum das Arteriosklerose-Risiko. Dementsprechend gilt, je niedriger der Quotient von LDL zu HDL, umso geringer das Risiko, einen Herzinfarkt oder einen Hirnschlag zu erleiden. Bewegung erhöht also über mehrere, synergistisch wirkende Mechanismen erheblich die Wahrscheinlichkeit, lange gesund zu bleiben.

Aber das sind nicht die einzigen lebensverlängernden Auswirkungen regelmäßiger Bewegung. Es gibt eine These, die besagt, dass die Anzahl unserer Herzschläge vorbestimmt ist. Im Tierreich gibt es einen sehr auffälligen Zusammenhang zwischen Herzfrequenz und Lebenserwartung. So schlägt das Herz der Galapagosschildkröte nur etwa sechs Mal pro Minute. Die Tiere können ein Alter von 170 Jahren erreichen. Die im Vergleich recht kurzlebige Spitzmaus bringt es auf über 400 Schläge pro Minute.

Beim Menschen weisen Studien auf ein erhöhtes Herzinfarktrisiko bei hohem Ruhepuls hin. Einige Medikamente, wie die so genannten Beta-Blocker, verlangsamen die Herzfrequenz. Sie erhöhen auch unsere Lebenserwartung. Ein Beweis für die These einer Lebenspulsbegrenzung ist das aber gewiss nicht: Vielleicht ist es ja nicht der Puls an sich, der Einfluss auf die Lebenserwartung hat, sondern die Umstände, die einen hohen Puls verursachen.

Man könnte jetzt argumentieren, dass Sport schädlich sein müsste. Immerhin erhöht sich unter Trainingsbelastung die Herzfrequenz. Das Herz von Menschen, die sich regelmäßig bewegen, schlägt jedoch ökonomischer. Daher haben sie einen niedrigeren Ruhepuls und haben über den gesamten Tag wesentlich weniger Herzschläge als Menschen, die sich wenig bewegen. Bewegung schont also das Herz, die Lebenszeit verlängert sich – selbst nach der „Lebenspuls-These".

Die bewegungsfeindliche Kultur des Siegenmüssens

Immer wieder werden Fälle bekannt, bei denen Leistungssportler an Herzschäden sterben. Sicher: Manchmal liegen unerkannte Herzleiden vor. Viel häufiger aber führt Doping zu einer gefährlichen Vergrößerung des Herzens oder einer Verdickung des Blutes. Diese Todesfälle werden dann gerne als Argument gegen den Sport verwendet. Sport ist Mord, heißt es dann, wenn ein Top-Athlet plötzlich umfällt oder sich das Leben nimmt. Der Passiv-Sportler ist zwar geschockt, fühlt sich jedoch in seinem sedentären Lebensstil bestätigt. Durch den frühen Tod sorgt der Top-Athlet dafür, dass sich der eine oder andere vom Sport abwendet – eine gefährliche Fehlreaktion, denn somit wird der Zuschauer auch mit größerer Wahrscheinlichkeit von den Produkten der Pharmaindustrie abhängig werden. So funktioniert er weiter im Dienst der Meme der modernen Informationsgesellschaft: Information vermehrt sich nur dann effizient, wenn wir am Computer-Terminal unsere Finger, aber nicht wenn wir unsere Beine durch den Wald bewegen.

Menschen werden meist zum Profisportler „abgerichtet", wenn sie noch jung sind. Von da an geht es immer nur ums Siegen, die ursprüngliche Freude an der reinen Bewegung tritt dabei mehr und mehr in den Hintergrund. Der olympische Gedanke „Dabei sein ist alles" hat vielleicht nie existiert. Schon damals im alten Griechenland ging es um Ruhm und Ehre und damit letztendlich schon ums Geld.

Der erfolgreiche Sportler wird heute mehr denn je zur Ikone hochstilisiert, weil sich mithilfe seines Images fast alles vermarkten lässt. Er dient als Projektionsfläche, als lebende Litfaßsäule: Hochleistungsportler sind die Heiligenbilder für den zum sitzenden Konsumenten degradierten Zuschauer. Gleichzeitig empfinden viele Bewegungsmuffel, die ihren Sportikonen zujubeln, Bewegung selbst als Schinderei. Man treibt scherzhaft Sport, indem man den Sportteil der Zeitung liest und delegiert damit Bewegung an bezahlte Profis.

„Wer will schon gesund sterben?", heißt es bei uns. Die Menschen in Okinawa sehen das anders: „Schön ist es, gesund zu sterben". Bei uns gibt es noch eine weitere Ausrede, die man sehr oft zu hören bekommt: keine Zeit. Das ist kaum nachzuvollziehen, wenn man bedenkt, dass der Deutsche am Tag durchschnittlich etwa 207 Minuten fernsieht. Würde man die TV-Zeit nicht auf der Couch, sondern auf dem Hometrainer verbringen, käme man selbst bei einer relativ leichten Belastung von umgerechnet nur etwa zwanzig Kilometern pro Stunde auf 25.000 Jahreskilometer. Das ist schon fast Profilevel. Aber selbst, wenn wir nur ein Drittel unserer Fernsehzeit auf dem Hometrainer verbringen würden, käme es einer revolutionären Verbesserung unserer Volksgesundheit gleich.

Mit Blick auf die kapitalistischen Meme lässt sich recht einfach verstehen, warum dies nicht gelingt: Die illusorische Welt des Konsums hat uns fest im Griff. Wir werden berieselt von Werbespots, in denen uns trainierte Körper das fatale Gefühl vermitteln, Fast-Food, Cola-Light und Bier seien alles, was wir zum Glück brauchen. Auch die angeblich schlank machende dunkle Schokolade wird so propagiert. Sport wird mit Quälerei gleichgesetzt und darf keine Zeit kosten. So werden beispielsweise Maschinen angepriesen, die die Bauchmuskulatur mit Elektroden stimulieren, während man es sich auf der Couch gemütlich machen kann. Die meisten Sportarten sind inzwischen als Videospiel erhältlich. Manchmal bewegt man dabei zwar den ganzen Körper, meist jedoch nur noch die Finger. Ob dabei tatsächlich im Wohnzimmer, computeranimiert, Herz und Kreislauf überhaupt trainiert werden, wie es neue Spielkonsolen versprechen, bleibt abzuwarten. Eigentlich sollte uns deren Existenz eher nachdenklich machen. Steigende Verkaufszahlen sind kein Indiz für sportliche Anreize.

Wir werden zu faulen Konsumenten erzogen. Wäre es anders, gäbe es den Profisportler nicht mehr, der Millionen-Gagen kassiert, um die Illusion, selbst sportlich zu sein, für uns zu erschaffen. Bewegten wir uns stattdessen selbst, würde diese Form der Werbeindustrie zusammenbrechen – und auch das Doping verlöre seinen Sinn. Aber so leiden der Sportler und dessen Gesundheit, um weiter den Anforderungen der Werbeindustrie zu genügen. Davon will der Konsument nichts wissen. Für ihn verkörpert der Sportler ein Ideal, er ist für ihn der Inbegriff von Gesundheit und Leistung (auch, wenn manch einer zu früh stirbt). Er lebt in der Illusion, dass man seine eigene Sportlichkeit schon dadurch verwirklichen kann, indem man die Uhr besitzt oder das Rennrad in der Garage stehen hat, wofür das Idol wirbt.

Doping, Drogenkonsum und Depressionen sind einige der Gründe, warum manche Sportler viel zu früh sterben. Depression ist jedoch nicht nur im Spitzensport ein Problem. Im Gehirn von Patienten lässt sich ein chronischer Mangel am stimmungsaufhellenden Botenstoff Serotonin feststellen.

Ärzte testen deshalb neben Medikamenten zu dessen Anhebung auch die therapeutische Wirkung regelmäßigen Ausdauersports. Neu ist diese Idee nicht. Schon die Ärzte im alten Griechenland rieten ihren melancholischen Patienten, sich viel zu bewegen. Doch erst in den letzten Jahren konnten Forscher beweisen, was ihre Kollegen der Antike vermuteten: Körperliche Bewegung ist ein probates Mittel gegen depressive Tiefs. Inzwischen bestätigen viele Studien, dass gerade bei mittelschwerer Depression die Bewegungstherapie ebenso wirkungsvoll ist wie eine Kombinationsbehandlung aus Psychopharmaka und Psychotherapie.

Die therapeutischen Erfolge von Bewegung sind sicher kein Zufall. Im Gegenteil, chronischer Mangel an Bewegung ist vermutlich eine bedeutende Ursache für die geradezu epidemische Entwicklung von depressiven Erkrankungen in den Industrieländern. Bewegung sollte daher genauso Teil der täglichen Routine sein wie Essen, Trinken oder Schlafen. Denn Sport wirkt auch nachhaltiger als eine medikamentöse Therapie: Je mehr Bewegung, desto geringer die Wahrscheinlichkeit, dass die Depression zurückkehrt. Es ist paradox, dass es im Hochleistungssport dennoch zu Depressionen kommt. Man kann nur vermuten, dass einige andere Formelelemente, wie zum Beispiel die Wahrung des Selbst gegenüber den Anforderungen des Umfelds, nicht ausgeglichen sind, der Sportler trotz viel Bewegung die Balance verliert. Denn Leistung wird zum Muss, zu Stress wie bei Managern, die ständig unter Leistungskontrolle und Zeitdruck stehen.

Die Energiereserven, determiniert durch Energiebedarf und Wirkungsgrad, waren schon bei unser prähistorischen Vorfahren auf das Nahrungsangebot genetisch optimiert. Hinweise darauf liefern Untersuchungen bei den noch existierenden Naturvölkern, die als Jäger und Sammler in Afrika oder Australien leben.

Man hat herausgefunden, dass Sippen, die durchschnittlich etwa zwanzig Mitglieder umfassen, ein Gebiet von rund 400 Quadratkilometern durchstreifen müssen, um ihren Nahrungsbedarf zu decken. Im Zentrum befindet sich eine Wasserstelle, wo man sich zum Essen und Schlafen trifft. Langfristig halten sich Gruppengröße und Nahrungsverteilung die Waage und sind maßgebend für die Ausdehnung des Lebensraumes und damit den Bewegungsradius, der bei 15 bis 20 Kilometern liegt. Es wird vermutet, dass deshalb der Kohlenhydratspeicher eines Menschen auf etwa 2000 Kalorien ausgelegt ist. Für den Physiologen Karl Kirsch stellt aus diesem Grund der heutige Marathonläufer – jeweils 20 Kilometer hin und zurück zur Wasserstelle – ein Relikt dar: Bezüglich Kohlenhydratspeicherung und Wasserreserven ist die Marathondistanz nach seiner These eine genetisch festgelegte Obergrenze. Für den Jäger und Sammler war dieses Maß notwendig, um selbst unter schwierigen Bedingungen überleben zu können.

Mittlerweile entwickelt sich ein Verständnis für die Notwendigkeit einer Work-Life-Balance, also dafür, dass die meist rein geistige Arbeit im Beruf durch sportliche Betätigung einen Ausgleich benötigt. Immer mehr Firmen erkennen, dass ein Mitarbeiter, der die Anforderungen in Familie und Beruf durch einen gesunden Lebensstil ausbalancieren kann, kreativer und produktiver ist. Auch wenn es den Verantwortlichen primär um die Erhöhung der Produktivität und die Verringerung von Fehltagen gehen mag, können den Angestellten und Arbeitern die Motive dafür gleichgültig sein. Die Richtung stimmt.

In unserer frühen Kindheit sind wir noch so aktiv, wie es der Mensch in seiner frühen Geschichte ein ganzes Leben lang sein musste. Unsere Vorfahren legten große Distanzen zurück, um ihren Tagesbedarf an Energie zu sichern. Heute reichen dafür wenige Minuten. Bewegung ist daher kein Muss mehr, so lässt uns das Mem des kapitalistischen Konsumdenkens glauben. In der alten Kultur Okinawas stellt sich die Frage nicht, ob man sich bewegen soll oder nicht. Dort ist Bewegung Leben, Leben ist Bewegung. Aufgrund der fatalen Entwicklung unserer Gesellschaft stellen wir uns jedoch ernsthaft diese Frage. Meist verneinen wir sie und dienen damit gehorsam den Maximen unserer Zeit, dem Konsum und der Informationsvermehrung.

„Wer rastet, der rostet", gilt nicht nur im übertragenen Sinn: Regelmäßige Bewegung schützt unser Erbgut vor der Oxidation durch Radikale. Stress, Umweltgifte und falsche Ernährung schädigen unsere Zellen und sind mit Grund für unsere Zivilisationskrankheiten. Bewegung ist nicht nur ein sehr probates Therapeutikum, sie dient auch der Vorbeugung. Denn es ist der Mangel an Bewegung, der viele gesundheitliche Probleme mit verursacht. So kommt es bei der Alzheimer-Erkrankung zu einer verminderten Neubildung sowie zum vermehrten Absterben von Nervenzellen. Bewegung hingegen stimuliert die Bildung neuer Nervenzellen und reduziert durch den Abbau von Stress einen weiteren Faktor der Krankheitsentstehung. Ein Mangel an Bewegung kann zur Depression führen. Es ist daher nicht verwunderlich, dass regelmäßige Bewegung nicht nur therapeutisch selbst modernsten Antidepressiva überlegen ist, sondern auch Rückfälle effektiver verhindert. Wir sollten die Motive hinterfragen, die uns daran hindern, unserem angeborenen Bedürfnis nach körperlicher Betätigung nachzukommen. Wir können das Recht auf „artgerechtes" Verhalten mit der Kraft unseres Verstandes zurückerobern, indem wir unser Denken ändern.

Die Methusalem-Formel: Ernährung

Man ist, was man isst!
Unbekannt

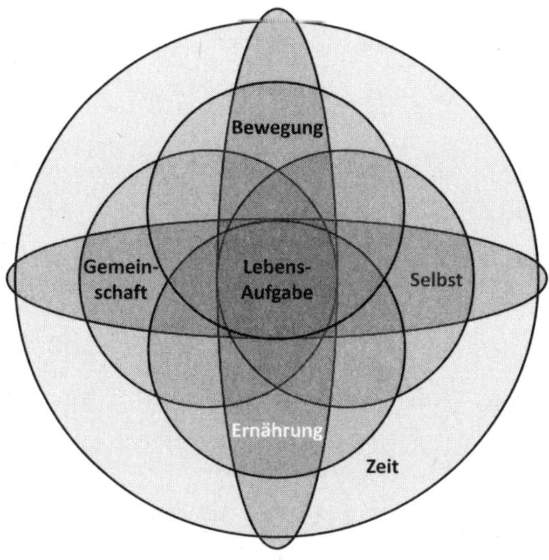

Ein Schnitzel fürs Zebra?

Besitzen Sie ein Auto? Stellen Sie sich vor, Sie füllen beim nächsten Tanken kein Benzin in den Tank, sondern Tee. Verrückt? Ja, es wäre auch sehr dumm. Niemand würde das absichtlich tun, nicht mit dem kostbaren Gefährt. Mit unserem Magen gehen wir oft nicht so vernünftig um. Wir geben unserem Körper immer häufiger den falschen Treibstoff. Aber keine Sorge, ich werde hier kein Plädoyer für irgendeine Diät halten, denn Diäten sind selten erfolgreich. Durch ihre oft extreme Unausgewogenheit, durch Verzicht oder Fixierung auf einige wenige Nährstoffe, sind viele

Diäten sogar schon nach sehr kurzer Zeit eher schädlich. Der so genannte Jo-Jo-Effekt ist im Vergleich dazu nur das kleinere Übel, obwohl es auch über die langfristigen Folgen extremer Gewichtsschwankungen nichts Gutes zu berichten gibt.

Der Begriff Diät kommt vom altgriechischen *diaita* und steht nicht nur für Ernährung, sondern auch für Lebensführung oder Lebensweise insgesamt. Auch der Begriff Diätetik beinhaltet beides, während Diät oft nur noch die auf die Bedürfnisse der Patienten abgestimmte Kost bezeichnet. Die Marketingabteilungen der Industrie propagieren Diäten wegen der gewinnbringenden Aussichten aufgrund der frustrierenden Versuche ihrer Kunden, kurzfristig einige überschüssige Pfunde abzuspecken. Diese glauben, danach auszusehen wie die Models in den Anzeigen, die den Anschein vermitteln, sie hätten ihre phototechnisch optimierte Traumfigur durch das Produkt erhalten. Diät ist heutzutage ein Synonym für Schlankheitskur – und genau deshalb sollte man sie meiden. Unsere Ernährung muss „artgerecht" sein und ein Leben lang funktionieren, nicht nur ein paar Wochen. Unter dem Tarnwort Diät betreiben wir Raubbau an unserem Körper.

Symbiose

Wir sind Produkt einer evolutionären Anpassung über Millionen von Jahren an die Bedingungen der Natur, und damit an ein Leben im Einklang mit ihr. Das Zauberwort heißt Symbiose. Es beschreibt eine sich gegenseitig bedingende Existenz unterschiedlicher Lebewesen.

Pflanzen generieren mit Sonnenlicht, atmosphärischem Kohlendioxid und Wasser, das sie aus dem Boden aufnehmen, Energieträger wie Zucker, Öle und Proteine, die der Tierwelt und damit auch uns als Nahrung dienen. Der für uns unentbehrliche Sauerstoff ist dabei ein Abfallprodukt ihres Stoffwechsels. Wir wiederum produzieren beim zellulären „Verbrennen" der pflanzlichen Energieträger Kohlendioxid, das die Pflanzen benötigen. Diese gegenseitige Bedingtheit ist jedoch nicht völlig ausgewogen: Wir brauchen definitiv die Pflanzenwelt, aber benötigt sie tatsächlich uns? Die Strahlung der Sonne erzeugt in Früchten und im Blattwerk toxische Mengen hochreaktiven Sauerstoffs, die berüchtigten Radikale. Die wären für die Pflanze höchst gefährlich, hätte sie die Evolution nicht mit effizienten Schutzsystemen versehen. Einige davon kennen wir als Vitamine. So schützt Vitamin C im Saft einer Zitrone frisch geschälte Äpfel vor Radikalen, die im Licht an der Oberfläche des Apfels entstehen. Ohne den vitaminreichen Saft würde er sehr schnell braun werden. Ebenso schützt Vitamin E Öle vor dem Ranzigwerden durch die Oxidation der ungesättigten Fettsäuren.

Pflanzen versorgen uns also nicht nur mit Energie und lebenswichtigem Sauerstoff, sondern auch gleich mit dem Schutz vor dessen zerstörenden Kräften, die ebenso bei der Energieumwandlung in unseren Körperzellen in Form schädlicher Radikale frei werden. Zwar besitzen auch wir körpereigene antioxidative Mechanismen, die sich vermutlich noch vor unserem ersten Landgang entwickelten. Da deren Produktion kostbare Energie benötigt, sind sie nur dann maximal aktiv, wenn es die Umstände verlangen. So werden sie durch stoffwechselanregende Temperaturänderungen aktiviert, weshalb uns zum Beispiel ein Saunagang mit nachfolgendem Eisbad vor Erkältungen schützen kann. Auch regelmäßige Bewegung aktiviert unsere körpereigenen Radikalfänger. Einige benötigen jedoch Hilfe von außen, um effizient zu funktionieren: Ohne Selen oder Zink, so genannte Spurenelemente, oder die pflanzlichen Radikalfänger, wie die Vitamine A, E oder C, wären wir nicht lebensfähig.

Alle diese Moleküle sind ausschließlich pflanzlicher Herkunft: In erster Linie sind wir Vegetarier! Und der Zusammenhang ist klar: Nachdem sich das Leben zunächst im Meer entwickelt hatte, besiedelten zuerst Pflanzen die Oberfläche der Erde. Für die Tierwelt gab es dort noch keine Nahrung. Die Pflanzen benötigten wirkungsvolle Systeme, um bei der hohen ultravioletten Strahlung unter freiem Himmel zu bestehen. Der evolutionäre Druck, wirkungsvolle antioxidative Systeme zu entwickeln, war enorm. Nur die Pflanzen überlebten, deren genetische Information durch Mutationen potente Radikalfänger etablierte. Den Pflanzen folgten die Vegetarier, denn es gab ja zunächst noch nichts zu jagen.

Durch die Wirkung der Schwerkraft an Land steigerte sich auch deren

Energiebedarf erheblich. Mit dem erhöhten Stoffwechsel wuchs dementsprechend auch deren Bedarf an Antioxidantien. Den konnten die Landbewohner jedoch aus ihrer pflanzlichen Nahrung problemlos decken. Es war für sie nicht nötig, ihre körpereigenen Schutzsysteme weiterzuentwickeln, die sie aus dem Meer mitbrachten. Die Pionierarbeit der Pflanzen machte der nachfolgenden Tierwelt die Besiedlung des Lebensraums außerhalb des Wassers leichter. Diese Schutzsysteme sind auch für uns lebenswichtig, und wir verspeisen sie noch heute in Form von Obst und Gemüse.

Im Laufe der Evolution verloren infolge eines Gendefekts manche Tiere wie Meerschweinchen und Flughunde, aber auch Primaten wie wir Menschen, die Fähigkeit zur Herstellung von körpereigenem Vitamin C. Diese Mutation trat schon zu Zeiten der Dinosaurier auf. Dies war aber kein Nachteil. Vitamin-C-haltige Nahrung stand immer reichlich zur Verfügung – bis den Seefahrern auf den ersten längeren Reisen die Zähne ausfielen. Der Skorbut gab dem Vitamin C den wissenschaftlichen Namen: Ascorbinsäure.

Wir können nur in enger Symbiose mit der Natur existieren. Wir sparen lebenswichtige Energie, weil wir die biochemisch komplexen Bauteile der Radikalschutz-Systeme nicht selbst herstellen, sondern einfach aus der Natur beziehen. Verfügen Pflanzen deshalb über mehr Gene als wir?

Täglich werden neue, wertvolle Antioxidantien in der Flora gefunden. Alleine für Vitamin E sind es schon mehrere hundert verschiedene chemische Varianten. Die wachsende Liste deutet an, dass wir gerade erst beginnen, deren enorme Bedeutung zu erkennen. Dazu zählt die riesige Gruppe der Polyphenole mit über viertausend verschiedenen bioaktiven Molekülen. Und ständig kommen, wie auch aus den biochemischen Gruppen der Bioflavonoide, Anthocyane sowie der Karotinoide und Xanthine mehr dazu. Polyphenole lassen die Blätter und Früchte so schön bunt aussehen. Sie sind mächtige Radikalfänger, die dort ihre Wirkung entfalten, wo die meisten Sonnenstrahlen hinkommen. Essen wir sie, wirken sie in uns. Dabei gilt: je bunter und je dunkler, umso gesünder.

Um in etwa abschätzen zu können, wie gut der antioxidative Schutz einer Speise tatsächlich ist, misst man, ungeachtet der jeweils speziellen Zusammensetzung, im Labor den Gesamtwert. Er wird in so genannten

ORACs beziffert. ORAC ist ein Akronym für Oxygen Radical Absorbance Capacity. Je höher der Wert, umso größer ist die Kapazität eines Lebensmittels, Sauerstoffradikale zu absorbieren.

Eine rote Paprika hat etwa 1.000 ORAC-Einheiten, vier getrocknete Pflaumen etwa das Doppelte. Etwa 5.000 ORAC-Einheiten täglich sollen uns ausreichend schützen. Ob dieses Wissen uns tatsächlich hilft, das Leben gesünder zu gestalten, ist noch offen. Sicher ist es kein Nachteil. Immerhin macht uns dies bewusst, dass Nahrung nicht nur aus Fetten, Proteinen und Kohlenhydraten besteht, sondern auch Inhaltsstoffe mit besonderen biochemischen Eigenschaften besitzt, die man nur in Arzneien erwarten würde: Essen ist Medizin!

Da sich der Steinzeitmensch sicherlich keine Gedanken über Diäten machte, sollten wir es auch nicht tun. Da er uns seine Gene vererbte, sollten wir uns bei Ernährungsfragen auf ihn besinnen.

Krebszellen mögen es nicht vegetarisch

Auf welch groteske Weise uns der Konsumismus manipuliert, ist in den USA immer etwas früher zu erkennen als bei uns. Die nachfolgende Assimilation der restlichen Welt wird durch die Medien vorgebahnt und verläuft meist unbemerkt. Der kulturelle „Entwicklungsvorsprung" der USA fällt daher nur dann besonders auf, wenn man seine Perspektive ändert und beispielsweise aus Europa dorthin umzieht. So wurde unseren Kindern in einer US-amerikanischen Schule zu unserem Erstaunen beigebracht, dass ein Hamburger eine ausgewogene Nahrung darstelle. Er ist die gemeinsame Antwort der Fast-Food-Industrie und des Bildungssystems auf die Nahrungspyramide der Ernährungsforscher, völlig ungeachtet prozessierter Fette und inhaltsloser Kohlenhydrate. Die Erklärung mutet absurd an: Tomatenketchup sei ein Gemüse, fettes Hackfleisch enthalte wertvolles Protein, und die Kohlenhydrate im Brötchen seien essentiell für das Gehirn. Spüle man nur noch eine Multivitamintablette mit einem Softdrink hinunter, sei eine gesunde, ausgewogene Ernährung sichergestellt.

In einem Vortrag scherzte ich einmal, dass sich Fast-Food-Ketten und Pharmakonzerne ihre Kunden gegenseitig zuspielen. Damals hatte ich nicht erwartet, dass ich wenige Wochen später in den USA einen Werbespot zu sehen bekäme, in der eine Hamburger-Verkäuferin einer bekannten Fast-Food-Kette den Kunden nur bedienen wollte, wenn er zuvor eine Pille gegen die Übersäuerung des Magens kaufen würde. Das wirkte zunächst auch wie ein Scherz, war aber keiner. Es war ein gut gemeinter Ratschlag, sich mithilfe eines pharmazeutischen Produkts auf das Essen vorzubereiten.

Wenn wir das Lebenspotenzial, das uns in die Wige gelegt wurde, voll ausschöpfen wollen, gibt es keine Alternative zur natürlichen Ernährung. Ein gewöhnlicher Apfel hat viele tausend verschiedene bioaktive Inhaltsstoffe. Künstliche Präparate können nie das enthalten, was die Natur für uns in einer Traube oder einer Tomate bereithält. Immer wieder werden neu entdeckte Substanzen zum Verkaufsschlager des nächsten, künstlichen Präparats, als wenn es nun das Non plus ultra wäre und uns ewige Gesundheit schenken könnte. Anstatt uns zum Kaufen anzuregen, sollte uns das zu denken geben! Nach Schätzung des Instituts für Sporternährung geben alleine die deutschen Freizeitsportler etwa 400 Millionen Euro jährlich für solche Präparate aus – obwohl sich die Sportmediziner darüber einig sind, dass sie kaum etwas bewirken.

Im Gegenteil. Manche Vitamine sind in hoher Dosierung sogar schädlich. Viele bioaktive Pflanzenstoffe sind sogar nur dann für uns verträglich, wenn wir sie in natürlicher Form zu uns nehmen. Einige Varianten der Oligomeren Proanthocyanidine (OPCs) stören die Verdauung, weil sie wichtige Katalysatoren im Darm blockieren. Das wird durch eine natürliche Zufuhr verhindert, da im Speichel enthaltene Proteine diese OPCs binden. Schlucken wir sie jedoch verpackt in einer Pille, kann die negative Wirkung nicht verhindert werden: Die Natur hat uns auf die Pille nicht vorbereitet. Es ist auch bekannt, dass einige Antioxidantien Bakterien hemmen, die Zahnbelag verursachen. Dadurch wirken sie vorbeugend gegen Karies. Es ist offensichtlich, dass sie dies unzerkaut nicht leisten können.

Um dieses Kapitel inhaltlich nicht zu sprengen, seien hier nur wenige Bemerkungen zu einem ebenso wichtigen Bestandteil pflanzlicher Ernährung gemacht: den Ballaststoffen. Ihre Bedeutung für unser Wohlergehen, ähnlich der der Antioxidantien, würde problemlos ein ganzes Buch füllen. Ballaststoffe sind unverdauliche, komplexe Polymere aus Zuckermolekülen. Für die wasserlöslichen Ballaststoffe, wie man sie in Obst und Gemüse, aber allem voran in Vollkornprodukten wie Weizenkleie findet, wurde eine gesundheitsförderliche Wirkung nachgewiesen. Da sie unverdaut den Darm passieren, senken sie durch Bindung von Cholesterin das Arteriosklerose-Risiko. Auch gegen Darmkrebs wirken sie vorbeugend, auch wenn man sich noch nicht im Klaren darüber ist, warum. Dennoch propagieren manche Firmen, dass prozessierte Extrakte aus Obst und Gemüse der Natur in nichts nachstehen und dass sie, da sie frei von Ballaststoffen sind, sogar besser verträglich seien. Zu wessen Nutzen? Warum sollten wir nicht einen Apfel essen, anstatt eine Pille zu schlucken, die sogar noch teurer ist als das Original? Darauf angesprochen, erwiderte ein Vertreiber, dass moderne Probleme – wie sie die Fast-Food-Ernährung generiert – ebenso moderne Lösungen bräuchten. Und wer Ballaststoffe benötigt – und die braucht jeder –, kann diesem Bedürfnis inzwischen ebenfalls durch spezielle Tabletten nachkommen. So schluckt man am besten gleich beides, das Vitaminextrakt speziell ohne Ballaststoffe, und danach die Tablette, die speziell diese enthält.

Unter Laborbedingungen sind OPCs, wie man sie in roten Trauben und damit auch in geringer Menge in Rotwein findet, als Radikalfänger bis zu zwanzigmal wirksamer als Vitamin C und etwa fünfzigmal stärker als Vitamin E. Aber ihre volle Wirkung entfalten viele Mikronährstoffe erst in einem ausgewogenen Zusammenspiel. So wird die Aktivität von Vitamin E durch die Anwesenheit von OPCs enorm verstärkt. Wie kann solch ein komplexes Wechselspiel durch eine Tablette simuliert werden? Wie kann man sicher sein, dass die in einer Tablette künstlich zusammengesetzten, zum Teil sehr hoch konzentrierten Inhaltsstoffe von unserem Darm in einem gesunden Verhältnis aufgenommen werden? Wir laufen immer Gefahr, wenn wir die Natur manipulieren, Fehler zu begehen und deren Konsequenzen erst zu erkennen, wenn es sehr spät ist. Unser Wissen ist begrenzt und geradezu verschwindend klein gegenüber unserem unendlich großen Nichtwissen.

Ständig werden auch neue Wirkungen schon bekannter Wirkstoffe beschrieben. So wussten wir zum Beispiel lange nicht, dass OPCs ins Gehirn gelangen und dort direkt vor oxidativem Stress und somit vor Krankheiten wie Alzheimer oder Parkinson schützen. Inzwischen ist auch ihr hemmender Effekt auf die Blutgerinnung bekannt. Nimmt man ihre bisher bekannte Eigenschaft, Blutdruck und Cholesterin zu senken und die antientzündliche Wirkung zusammen, lässt sich ein effektiver Schutz vor Arteriosklerose erahnen. Eine klinische Studie zeigt, dass sich bei Arteriosklerose-Patienten nach einem Jahr täglicher Zufuhr von Granatapfelsaft die Dicke der Halsschlagaderwand – ein Indikator für den Arteriosklerose-Grad –, um etwa dreißig Prozent verringerte, während sie im gleichen Zeitraum in der Kontrollgruppe sogar zunahm. Es ist also nie zu spät, sich auf die Natur zu verlassen.

Wer sich auf das zugefügte Vitamin C in den Cornflakes verlässt, hat das Nachsehen. Wer sich allerdings nicht „modern", sondern weniger zeitgemäß mit frischem Obst und Gemüse ernährt, braucht auch bei der nächsten Entdeckung eines neuen „Wunderstoffes" nicht zu fürchten, dass er bisher nicht in seiner täglichen „Vitaminpille" steckte. Er war sicher schon immer Teil seiner natürlichen Ernährung.

Antioxidantien wirken auch krebsvorbeugend. Beispielsweise unterstützt Vitamin E die Reparatur von DNA-Schäden, dies allerdings nur, solange man durch eine künstliche Überdosierung die immunologischen Schutzmechanismen nicht hemmt, was das Krebsrisiko sogar steigern würde. In natürlichem Maß zugeführt, helfen OPCs vermutlich auch bei der Therapie. So hemmen sie in Labortests bei allen führenden Krebsarten das Wachstum. Wenn wir also weiterhin der Industrie blind vertrauen, keine Fragen stellen und deshalb nicht erkennen, wie sich der Kapitalismus aus reinem Selbstzweck durch unseren blinden Konsum ernährt, dann reicht uns vielleicht der künstliche Himbeergeschmack. Wenn wir jedoch der Natur vertrauen, sollten wir wirklich Himbeeren essen. Die haben neben ihrem sehr guten Geschmack noch weit mehr zu bieten – und davor fürchten sich dann nicht nur die Hersteller von Aromastoffen, sondern auch die Krebszellen.

Wir dürfen Morbus Alzheimer nicht vergessen

Neben regelmäßiger Bewegung und mentaler Stimulation schützt auch Ernährung vor der Alzheimer-Erkrankung, wie wissenschaftliche Studien beweisen: Die höchste Rate an Morbus Alzheimer findet sich in den Ländern, in denen auch die größten Mengen an gesättigten Fetten (wie in Fleisch oder Butter) sowie die geringsten Mengen an Vollkornprodukten verzehrt werden. Auch ein chronischer Mangel an Vitamin B3 führt zu einem um 70 Prozent erhöhten Erkrankungsrisiko an Alzheimer. Vitamin B3 ist in grünem Gemüse und Vollkornprodukten zu finden, schwieriger wird es bei Fast-Food. Im Vergleich zu Menschen, die sich modern ernähren, leiden die Alten Okinawas sehr selten an Demenz. Ihre Weisheit lautet:

„Die Nahrung, die du jeden Tag in Deinen Körper aufnimmst, sollte die Kraft der Erde und des Meeres in sich haben.“

Neben den lebenswichtigen Vitaminen produzieren wiederum nur Mikroalgen die für uns essentiellen, so genannten aquatischen Omega-3-(O3Fs), die reich an Eicosapentaen-Säure (EPA) und Docosahexaen-Säure (DHA) sind. Auch Fisch, der sich von diesen Algen direkt oder indirekt ernährt, weist hohe Konzentrationen dieser bioaktiven Fettsäure auf. Wir müssen diese beiden O3Fs mit der Nahrung zu uns nehmen, weil wir sie nicht selbst effizient herstellen können. So werden O3Fs, wie man sie in Leinöl findet, nur zu einem Bruchteil in EPA und so gut wie nicht in DHA umgewandelt. Die dafür notwendigen Enzyme sind nicht besonders aktiv, was darauf hindeutet, dass wir uns in unserer frühen Menschheitsgeschichte als Fischer und Sammler noch mit genügend EPA und DHA direkt aus dem Meer versorgten. Da Fisch aufgrund von Überfischung und der mittlerweile hohen Toxin-Belastung nicht mehr zu empfehlen ist, um unseren täglichen Bedarf an aquatischen O3Fs zu decken, empfehle ich Algenlöl (siehe Nehls: „Die Algenöl-Revolution“, Heyne Verlag).

DHA ist ein sehr wichtiger Bestandteil unserer Nervenzellmembranen und daher in hoher Konzentration im Gehirn und in der Netzhaut des Auges zu finden. DHA ist auch Ausgangsstoff vieler regulierender Signalstoffe: Sie spielt eine bedeutende Rolle bei der Blutgerinnung und der Immunabwehr, alles für uns lebenswichtige Systeme. Es ist daher nicht verwunderlich, dass die Milchdrüsen des Menschen O3F in aktives DHA umwandeln können, denn Säuglinge waren vor der Erfindung von Babynahrung noch völlig von Muttermilch abhängig. Kühe können das nicht, weshalb kein DHA in deren Milch zu finden ist. Dies zeigt, wie selektiv die Natur das Wachstum des relativ großen menschlichen Gehirns fördert.

Die Umwandlung von O3Fs in DHA wird durch eine zu hohe Zufuhr an O6Fs beeinträchtigt. O6Fs kommen in hohem Prozentsatz in Maiskorn- oder Sonnenblumenöl vor. O6Fs sind auch Vorstufen von bioaktiven Botenstoffen. Diese sind jedoch Gegenspieler der Signalstoffe, die unser Körper aus O3Fs synthetisiert. Eine Zufuhr von O3Fs und O6Fs in einem Verhältnis von eins zu zwei wäre ideal, um die Prozesse in unserem Körper im Gleichgewicht zu halten. Der Wert bei westlicher Ernährung liegt durchschnittlich jedoch etwa bei eins zu zehn, verursacht durch eine absolute und auch relative Unterversorgung an O3Fs oder bioaktivem DHA.

Die Folge ist beispielsweise eine Neigung zur Bildung von Thrombosen, aber vor allem eine Neigung zu chronischen Entzündungen, die eine Ursache für die meisten Zivilisationskrankheiten sind: von Alzheimer über Arteriosklerose bis hin zu Krebs. Um das Verhältnis der Aufnahme von O3Fs zu O6Fs zu verbessern, sollte man bewusst vermehrt O3Fs zu sich nehmen und gleichzeitig die Zufuhr an O6Fs einschränken.

Die Funktion von DHA als Baumaterial für Nervenzellmembranen und Entzündungshemmer könnte erklären, warum laut einer Studie schon ein Zehntel Gramm DHA täglich das Alzheimer-Risiko um bis zu 70 Prozent verringert. Auch der Konsum der Früchte des Bodens, also Obst und Gemüse, reduziert durch die OPCs das Risiko, an Alzheimer zu erkranken, um etwa achtzig Prozent. Es gibt also einige Möglichkeiten, die Wahrscheinlichkeit, an Alzheimer zu erkranken, deutlich zu verringern (siehe Nehls: „Die Formel gegen Alzheimer“, Heyne Verlag).

Die Milch macht was?

Der Steinzeitmensch nahm keine Vitamin-Tabletten oder künstliche Konzentrate zu sich. Das ist das Erste, was wir von ihm lernen können. Wir sollten uns an das halten, was er tat – immerhin vererbte er uns seine Gene. Er war zunächst Sammler von Früchten, Nüssen und Wurzelgemüse, und mit etwas Jagdglück gab es Wild zu essen, also Fleisch mit weitaus weniger Fett, und das auch in anderer Zusammensetzung, als wir es von gemästeten Stalltieren gewohnt sind. Auch das ist ein Grund dafür, warum zu viel Fleisch für uns schädlich ist: Wir sind nicht dafür gerüstet.

Tierisches Protein säuert unser Gewebe an. Kalziumphosphat muss aus den Knochen freigesetzt werden, um mit Phosphat den Säureüberschuss zu puffern. Das freigewordene Kalzium wird über die Nieren ausgeschieden. Langfristig wird der Knochen entmineralisiert, und es kommt zu einer weiteren Zivilisationskrankheit: Osteoporose. Ursächlich ist nicht ein Mangel an Kalzium, wie es uns die Ernährungsindustrie zu vermitteln versucht, sondern chronische Fehlernährung, verknüpft mit ebenso chronischem Bewegungsmangel. So erklärt sich auch, warum uns Milchprodukte trotz ihres hohen Kalziumanteils nicht vor Osteoporose schützen, wenn wir uns zu wenig bewegen, und sich aufgrund des hohen Gehalts an tierischem Protein sogar schädlich auf die Knochenstabilität auswirken können.

Der Kalzium-Gehalt bestimmt die Dichte unserer Knochen und lässt sich funktionell gut mittels der Wahrscheinlichkeit abschätzen, sich den Oberschenkelhals zu brechen. Studien belegen: Je geringer der Anteil an tierischem Protein in der Nahrung, desto geringer ist auch die Frakturrate. In Ländern, in denen am meisten Kuhmilch getrunken wird, ist sie am höchsten. Dass uns Protein aus pflanzlicher Nahrung nicht schadet, liegt an ihrer basischen Zusammensetzung: Es muss kein Kalziumphosphat aus den Knochen freigesetzt werden. Als Gegenbeispiel dienen die Teilnehmer der berüchtigten Atkins-Diät, die reich an tierischem Protein ist. Sie scheiden täglich stark erhöhte Mengen an Kalzium aus.

Pflanzliche Nahrung senkt die Wahrscheinlichkeit, sich beispielsweise den Oberschenkelhals zu brechen. Insbesondere Bioflavonoide, wie sie in Soja-Produkten vorkommen, sind von großer Wirkung. Einige der Soja-Bioflavonoide ähneln biologisch dem Östrogen, das nicht nur bei Frauen die Knochendichte reguliert. So ist auch eine sojareiche Ernährung mit Grund dafür, dass die Frauen in Okinawa ihre Wechseljahre ohne größere Probleme durchleben.

Studien zeigen, dass schon eine Stunde Spazierengehen am Tag die Knochendichte deutlich erhöht. Und Bewegung in der Natur hat darüber hinaus den Vorteil, dass über das Sonnenlicht bioaktives Vitamin D in der Haut gebildet wird. Als Hormon steuert es gemeinsam mit einer Palette weiterer hormoneller Wirkstoffe exakt unseren Kalzium-Stoffwechsel. Gemeinsam regeln sie auch die Kalzium-Aufnahme aus der Nahrung. Dieses spielt bei der Signalübertragung von Nervenzellen und der Aktivität von Muskeln eine lebenswichtige Rolle. Eine zu hohe oder zu niedrige Dosierung beziehungsweise Konzentration im Gewebe mangels fein abgestimmter, hormoneller Steuerung würde zum Erschlaffen der Muskeln oder zu Krämpfen führen.

Das Beispiel Osteoporose zeigt eindrücklich, dass diese Zivilisationskrankheit hausgemacht ist und wie unser Verhalten durch die Werbung fehlgeleitet wird. Es zeigt aber auch, dass wir es selbst in der Hand haben, dieses Problem zu lösen, indem wir kulinarische Traditionen, diätetische Trends und Werbebotschaften zu hinterfragen lernen. Was ist die Ursache der Botschaft? Geht es um den Profit oder tatsächlich um unser Wohlergehen? Warum hat sich unser Verhalten so entwickelt, welche Kräfte waren am Werk, und sind diese heute noch relevant, oder sind es nur noch überkommene Erziehungsmuster oder Slogans, denen wir folgen? Vieles können wir vielleicht nicht endgültig klären, viele Fragen werden offen bleiben, aber was heute schon an Wissen vorliegt, könnte und sollte einige Konsequenzen in unserem Denken und Verhalten haben. Denn Wissen ist Macht, und die sollte bei aufgeklärten, in einer Demokratie lebenden Menschen, nicht monopolisiert sein. Wissen gehört nicht nur den Wissenschaftlern, den Konzernen oder vielleicht sogar den Politikern.

Steinzeitliche Ernährung in Bewegung

Ob wir eine Speckschwarte essen, Butter aufs Brot schmieren oder fette Milch trinken, wir zaubern Fett auf unsere Hüften, wenn wir für die aufgenommene Energiemenge keinen Bedarf haben. Genau dasselbe passiert, wenn wir anstatt Fett Zucker zu uns nehmen, sei es in Form von Weißbrot, Coca-Cola oder Cornflakes. Das gilt auch dann, wenn Letztere mit Vitaminen angereichert sind und deshalb Gesundheit versprechen. In allen drei Fällen steigt der Zuckerspiegel in etwa so schnell an, wie wenn wir reinen Würfelzucker gegessen hätten. Dies führt zur Freisetzung von Insulin, einem Hormon aus der Bauchspeicheldrüse. Es sorgt dafür, dass die Kohlenhydrate aus dem Blut in die Fettzellen wandern. Etwa zwei Gramm Zucker werden in ein Gramm Fett umgewandelt und als Reserve für schlechte Zeiten deponiert. Ein Liter Bier mit dem Energiegehalt von etwa hundert Gramm Kohlenhydraten sorgt so nach etwa einem Jahr zusätzlichen, täglichen Konsums für eine Gewichtszunahme von etwa zwölf Kilogramm. Dann mal Prost!

Das genetische Programm zur Vorratsspeicherung ist für das Überleben von Notzeiten entstanden. Nur sind heute keine zu erwarten. Der Fischer und Sammler hatte nicht jeden Tag das Glück, im Wald Honig zu finden. Er musste sich daher keine Gedanken über die langfristigen Folgen einer zu hohen Insulinfreisetzung machen. Die kam nur sehr selten vor. Das bedeutet jedoch nicht, dass wir auf unseren täglichen Honig verzichten müssen: Die Zauberwörter heißen Balance und Timing.

Durch Bewegung sorgen wir für einen erhöhten Bedarf an kalorienreicher Nahrung, mit der unsere Kohlenhydratspeicher effizient wieder aufgefüllt werden. In ihrem gemeinsamen Buch „Das Paläo-Prinzip der gesunden Ernährung“ stellen der Paläontologe Loren Cordain und der Trainingsexperte Joe Friel ihre Erkenntnisse über steinzeitliche Ernährung auf eine moderne Grundlage und passen sie auf den sportlich aktiven Menschen an.

Im Vergleich zum Fischer und Sammler, der den ganzen Tag ökonomisch, also mit mäßigem Tempo unterwegs war, bewegen sich Sportler oft nur wenige Stunden, dafür aber intensiv. Sie verbrennen deshalb viele Kohlenhydrate, die schnell wieder zugeführt werden müssen. Das ist für den Sportler jedoch nicht schädlich. Durch die sportliche Aktivität entsteht ein zeitliches Fenster, in dem unser Körper Kohlenhydrate aufnimmt, ohne sie in Fett zu verwandeln. Das Fenster öffnet sich für leicht verdauliche Kohlenhydrate schon kurz vor dem Training, denn sie erreichen die Muskeln erst, wenn diese schon arbeiten. Damit werden sie ohne Insulin genutzt. Bis zu einer halben Stunde nach dem Sport nehmen die Muskeln immer noch sehr effizient Zucker aus dem Blut auf, um damit ihre Kohlenhydratspeicher aufzufüllen. Während das Fenster geöffnet ist, werden keine Fettdepots aus den zugeführten Kohlenhydraten angelegt. Naschen schadet in diesem Fall also nicht: Der Sport macht‘s.

Es ist daher ein häufig gemachter Fehler, wenn direkt nach der sportlichen Betätigung aus diätetischen Gründen auf kohlenhydratreiche Nahrung verzichtet wird. Solange wir die Energiespeicher der Muskeln und der Leber nicht wieder gefüllt haben, knurrt der Magen. Zu einem Problem werden Kohlenhydrate erst, wenn einige Zeit später der Heißhunger bei inzwischen geschlossenem Fenster siegt. Dann sorgt das Insulin dafür, dass trotz leerer Kohlenhydratspeicher ein Großteil der zu spät zugeführten Kohlenhydrate in Fett umgewandelt wird und in gesundheitsschädlichen Depots landet.

Die Antwort aus Okinawa

Wir sind dazu erzogen, uns auf eine gewisse Art und Weise zu verhalten. Vieles davon ist Tradition, die nur wenige Generationen zurückreicht. Es gibt also keinen Grund, warum wir uns nicht an ein Ernährungsverhalten gewöhnen könnten, das auf unserer Natur basiert. Auch wenn wir nicht mehr wie in der Steinzeit aufs Jagen und Sammeln angewiesen sind, sollte es dennoch möglich sein, unser biologisches Erbe mit moderner Ernährung in Einklang zu bringen. Noch nie war es leichter. Dabei spricht sicherlich kaum etwas dagegen, wenn wir uns von den ertragreichen, über Jahrtausende gezüchteten Kulturpflanzen ernähren, auch wenn diese dem Fischer und Sammler nicht zur Verfügung standen.

Die Pflanzen haben durch Züchtung fast nichts ihrer Komplexität an bioaktiven Stoffen eingebüßt, zumal die Vielfalt des heutigen Angebots dies wettmachen würde. Wir hätten aber auch kaum eine Alternative, wenn es anders wäre. Nicht zuletzt deshalb, weil die wilden Urformen den weltweiten Nahrungsbedarf nicht decken könnten. Was uns fehlt, ist nicht das Angebot – der heutige Gemüsegarten ist vermutlich nicht weit entfernt von der Vielfalt und Qualität eines Garten Eden –, uns fehlt nur weitgehend das Wissen darüber, was entscheidend ist, um ernährungstechnisch unsere Gesundheit langfristig zu erhalten.

Okinawas fitte Hundertjährige haben ein anderes kulturelles, aber kein anderes genetisches Erbe als wir. Sie demonstrieren uns, wie durch die Balance zwischen Ernährung und Bewegung und einiger anderer Elemente, die der Methusalem-Formel zugrunde liegen, ein langes und gesundes Leben möglich ist. Die sechs geschmacklichen Empfindungen und die sieben Farben des Regenbogens beschreiben Okinawas kulinarische Philosophie. Das Essen soll farbenreich sein und sämtliche geschmacklichen Sinne ansprechen. Dazu gehören die vier uns bekannten Rezeptoren auf der Zunge für süß, sauer, salzig und bitter sowie die erst kürzlich entdeckten für fettig und „umami". Letzterer reagiert auf Glutaminsäure, eine Aminosäure, die sich vornehmlich in proteinreicher Nahrung findet.

Mäßigung ist ein Schlüsselprinzip ihres Essverhaltens. „Hara hachi bu" bedeutet, den Magen nur zu vier Fünfteln zu füllen. Und so lautet ihr Mantra der Selbstkontrolle:

„Wenn du alt werden willst, musst du weniger essen."

Dass Kalorienreduktion zu einem längeren Leben verhilft, ist wissenschaftlich längst bewiesen und gilt für alle Lebewesen, die bisher untersucht wurden: vom einzelligen Hefepilz über den Fadenwurm bis hin zum Rhesusaffen. Nach etwa zwanzig Jahren dreißigprozentiger Kalorienreduktion (in etwa Hara hachi bu) wiesen Rhesusaffen im Vergleich zur „normal" ernährten Kontrollgruppe ohne Kaloriensperre nicht einmal die Hälfte an Tumor- und Kreislauferkrankungen auf. Am Ende der Studie lebten nur 50 Prozent der schlemmenden Tiere, aber immer noch

80 Prozent der Affen mit begrenzter Kost. Es ist daher nicht abwegig, ähnliche Effekte auch für uns Menschen anzunehmen. Hungern muss jedoch niemand in Okinawa. Nimmt man sich für das Essen Zeit, stellen sich Völlegefühl und Sättigung von selbst ein. Denn dafür sind auch hormonelle Mechanismen verantwortlich und nicht nur die momentane Dehnung des Magens.

Das Essen in Okinawa ist reich an Vitaminen, Antioxidantien und Ballaststoffen. Soja, das in Form von Tofu auf den Tisch kommt, ist ein wichtiges Grundnahrungsmittel und reich an wertvollen Proteinen. Die bioaktiven aqutischen Omega-3-Fettsäuren stammen aus Fisch und aus Meeresalgen. Letztere werden in Okinawa in rauen Mengen verzehrt. Dazu werden großzügig alle erdenklichen Gemüsesorten und Gewürze wie Chili, Ingwer und Kurkuma verwendet. Pflanzen sind Medizin für die Alten in Okinawa, ihnen zollen sie Respekt.

Viele der Methusalems Okinawas bearbeiten ihren eigenen Gemüsegarten. Damit sind sie nicht nur eng mit der Natur verbunden, sondern auch körperlich bis ins hohe Alter gefordert. Und sie haben Zugang zu jungem Gemüse und frischen Früchten, die keine Transportwege benötigen und daher vor Wirkstoffen strotzen. Ihr kulinarisches Lebenselixier wächst im Garten.

Doch ihr Garten Eden ist bedroht. Seit das amerikanische Militär einen Teil von Okinawa nach der Niederlage der Japaner im Zweiten Weltkrieg als Militärbasis nutzt, hat sich das Ernährungsangebot drastisch geändert. Mit Hilfe amerikanischer Fast-Food-Ernährung hat sich die jüngere Generation Okinawas zu der dicksten in ganz Japan entwickelt. Infiziert vom Virus der Konsumgesellschaft stirbt sie viel zu früh. Nirgendwo sonst, außer in Kriegsgebieten, tragen so häufig alte Menschen ihre Kinder und Enkel zu Grabe. Und auch hier tobt ein Krieg, ein Kampf der Traditionen, aber auch ein Kampf zwischen dem genetischen Erbe des Menschen und den modernen Entwicklungen der memetischen Evolution. Die althergebrachte Tradition Okinawas, die ein gesundes Leben in Einklang mit der Natur propagiert, scheint chancenlos gegen diese Entwicklung zu sein. Wieder scheint das Mem über das Gen zu dominieren.

Unsere Zivilisation hat uns fest im Griff. Wir arbeiten, um zu konsumieren. Was wir kaufen, pflegen wir, damit es uns lange erhalten bleibt.

Ein Service-Vertrag mit regelmäßigen technischen Checks gehört dazu. Dabei vernachlässigen wir uns selbst. Lange Zeit bemerkten wir das nicht, weil uns niemand eine Betriebsanweisung für uns selbst in die Hand gegeben hat. „Prophylaxe statt Therapie" konnte sich bei uns als kulturelles Denken bisher nicht durchsetzen. Wir werden erzogen zu blindem Glauben an die Allmacht der eigenen Schaffenskraft und einen freien Willen. In Wahrheit werden wir beherrscht von einer Konsumideologie, die uns selbst wie auch unsere Nahrung definiert. Sie lässt uns glauben, dass sämtliche Zivilisationskrankheiten normal sind. Man ist dabei auch nicht allein. In der Masse fühlt man sich geborgen, doch leiden und sterben müssen wir am Ende alleine. Solange die Mehrheit die Normalität definiert, scheinen wir chancenlos zu sein – müssen es aber nicht sein. Das Beispiel Okinawa zeigt uns eindrücklich, dass es nicht nur genetische, sondern kulturelle Weichen sind, die darüber entscheiden, welchen Weg wir gehen, welche Krankheiten wir erleiden und wie weise wir uns verhalten. Das gilt insbesondere bei der Ernährung: Man ist, was man isst.

Die Methusalem-Formel: Selbst

Die wahre Ruhe kann nur in der Wahrheit liegen.
Ferdinando Galiani

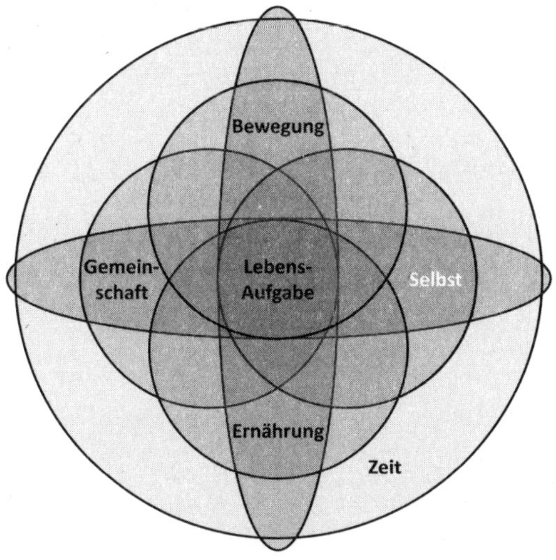

Mentaler Ausgleich

Die Französin Jeanne Calment starb mit 122 Jahren, 5 Monaten und 14 Tagen. Das brachte sie in das Guinness-Buch der Rekorde. Wie viel älter wäre sie vielleicht geworden, wenn sie nicht geraucht hätte? Nach Meinung vieler Altersforscher ist es nicht utopisch, sondern könnte Normalität sein, ein Alter von über 120 Jahren zu erreichen. Mit großer Wahrscheinlichkeit würde es schon genügen, die Ursache für das Massensterben an Zivilisationskrankheiten abzuschaffen, anstatt nach Therapien für sie zu suchen.

Vielleicht erbte die derzeitige Rekordhalterin „gute" Gene oder sie hatte einfach nur Glück, wie es immer ein paar wenige haben, wenn man große Statistiken betrachtet. In der großen Masse finden sich immer ein paar

„Ausreißer". Ein Grund mehr, über seine Lebensstrategie nachzudenken. Konsequenterweise basiert die Methusalem-Strategie auf der überraschenden Einsicht:

Folge nicht den „Erfolgreichen", wenn du Erfolg haben willst, sondern versuche zu vermeiden, was die Mehrheit scheitern lässt.

Jeanne Calment war aber nicht nur eine glückliche Raucherin, sie trieb auch viel Sport und setzte sich vor allem immer wieder neue Ziele: Mit 85 Jahren fing sie das Fechten an, als Hundertjährige fuhr sie noch Fahrrad. Das sagt viel über ihre Einstellung zum Leben aus. Sie verlor nie den Lebensmut, obwohl sie nach und nach ihre Kinder und sogar ihre Enkel beerdigen musste. Nach eigener Aussage wurde sie wegen der richtigen Ernährung so alt: viel Olivenöl, Knoblauch und Gemüse – und regelmäßig Portwein.

Für unsere innere Zufriedenheit ist es essentiell, dass wir uns von den vielen kleinen Problemen, die täglich auf uns einwirken, aber auch von größeren Schicksalsschlägen wieder erholen. Mithilfe eines mentalen Ausgleichs kann dies auf verschiedenen Ebenen erreicht werden: durch Meditation, in Ruhe oder in Bewegung sowie durch erholsamen Schlaf, in dem wir unsere Gedanken verarbeiten.

Der Curabo-Effekt

Der Placebo-Effekt steht für eine Verbesserung des persönlichen Empfindens und dadurch manchmal auch der objektiven Situation durch eine symbolische Scheinbehandlung. Eigentlich ist das eine gute Sache, trotzdem hat der Begriff für viele einen negativen Beiklang. Der Therapieerfolg ohne Wirkstoff erweckt leicht den Eindruck, der Patient habe sich die Krankheit nur eingebildet. Ein guter Placebo-Effekt kann, wenn er bei klinischen Studien im Vergleich zu einem Medikament mit echtem Wirkstoff auftritt, dessen Wirkung verschleiern und so manches klinische Forschungsprojekt beenden.

Man kann Placebos aber auch positiv betrachten, wenn man kein Pharmaforscher ist. Ein starker Placebo-Effekt bedeutet nämlich, dass allein durch den Glauben, mit einem wirksamen Medikament therapiert zu werden, eine Heilung erzielt werden kann. Dabei ist vor allem die Einstellung des Therapeuten für den Erfolg nicht zu unterschätzen. Gute klinische Studien werden deshalb immer „doppelblind" durchgeführt, um einen Placebo-Effekt zu entlarven. Das bedeutet, weder Arzt noch Patient dürfen wissen, ob gerade ein Placebo oder ein echter Wirkstoff verabreicht wird. Wüsste der Therapeut, dass er nur scheintherapiert, würde es der Patient eventuell spüren, und ein Therapievergleich wäre nicht mehr möglich.

Schon der griechische Philosoph Platon war der Überzeugung, dass allein mit Worten geheilt werden kann. Er sah darin speziell für schwer kranke Patienten eine Chance, weil man ihnen die Hoffnung lässt, eines Tages wieder gesund zu werden. Heute weiß man, dass der Placebo-Effekt den größten Teil einer messbaren klinischen Wirkung ausmachen kann. Der Placebo-Forscher Bertrand Graz hält die Haltung des Arztes für so wichtig, dass er bei dessen Tun nicht nur von einem *Placebo-Effekt* (lateinisch: ich werde gefallen), sondern von einem *Curabo-Effekt* (ich werde heilen) spricht. Wissenschaftler konnten nachweisen, dass das Schmerzempfinden durch ärztliche Zuwendung und die Gabe eines Scheinmedikaments auf zwei Ebenen gesenkt werden kann. Zum einen werden im Gehirn morphinähnliche Substanzen freigesetzt. Man nennt sie Endorphine, weil pflanzliches Morphin ihre Wirkung simuliert. Daher stammt auch ihr Name (endo bedeutet innen, also körpereigen). Zum anderen wird schon im Rückenmark, auf der Ebene der ersten neuronalen Schaltstelle, die Schmerzübertragung ins Gehirn verändert. Beide Effekte sind objektivierbare Hinweise auf das subjektive Nachlassen des Schmerzes, und das völlig ohne Einsatz eines medikamentösen Wirkstoffs. Das zeigt: Unser psychisches Empfinden hat nachweislich physische Konsequenzen.

Auch Angst bei Krankheit erzeugt Stress. Eine natürliche Reaktion des Menschen auf Stress ist zu fliehen oder zu kämpfen. Dazu werden zwei Hormone ausgeschüttet: Kortisol und Adrenalin. Kortisol erhöht den Blutzucker und zusammen mit Adrenalin auch den Blutdruck. Zudem werden durch sie das Immunsystem und die Verdauung gehemmt – alles Effekte, die nicht gerade zur Genesung beitragen. Damit wirkt eine Scheinbehandlung auch deshalb, weil sie in uns schlicht und einfach die Angst und dadurch den Stress reduziert.

Die neuronalen Schaltkreise, die in uns Angst erzeugen und empfinden lassen, sind mittlerweile gut erforscht. Emotionale Zuwendung und ein starker Glaube an die Heilwirkung eines Medikaments sind potente Hemmer dieser Schaltkreise und reduzieren die Freisetzung von Kortisol. Das Interessante dabei ist, dass sich in diesem Fall durch Handauflegen ein Medikament mit echtem Wirkstoff manchmal völlig ersetzen lässt. Man sollte sich spätestens da die Frage stellen, ob vielleicht fehlende menschliche Zuwendung mit Ursache für die Entstehung der Krankheit gewesen sein könnte.

Die Menschen in Okinawa konsultieren zur Behandlung ihrer Leiden oft beide Heilschulen: sowohl die analytisch-westliche als auch die ganzheitlich-traditionelle. Auch bei uns wird neben der westlichen Medizin ein „Denken Sie sich gesund“ zu einer immer wichtigeren Therapieform. Mit Autosuggestion Stress zu reduzieren, geht auf ein Buch von Johannes Heinrich Schultz aus dem Jahr 1932 zurück. Der Titel ist Programm: „Das autogene Training. Konzentrative Selbstentspannung“.

Inzwischen weiß man auch, dass Stress nicht nur direkt eine verminderte Gedächtnisleistung bewirkt, sondern indirekt durch den erhöhten Kortisolspiegel auf das Gehirn zurückwirkt und Nervenzellen schädigt. So werden wir nicht nur vergesslicher, sondern altern auch schneller. In einer derart schnelllebigen Kultur wie der unseren ist es nicht verwunderlich, dass wir gestresst sind. Rund um die Uhr werden wir mit Informationen überschwemmt, die wir nicht mehr verarbeiten können – meist aber auch nicht benötigen. Dass wir viele Jahre vor unserem 120. Geburtstag sterben, liegt vermutlich nicht nur an den vorwiegend schlechten Nachrichten, die permanent auf uns einprasseln, sondern möglicherweise auch daran, dass wir sie anscheinend benötigen: Warum würden sie sonst zur Hauptsendezeit ausgestrahlt werden? Das Wissen um den x-ten Unfall auf Autobahn y hat keinen praktischen Nutzen für uns, wenn wir beim Abendessen sitzen. Trotzdem scheint es für uns wichtig genug zu sein, sodass viele Sendeanstalten uns erfolgreich mit solchen Nachrichten an den Fernseher oder ins Internet locken können. Warum interessieren uns diese, für uns eigentlich belanglosen

Informationen in der Regel mehr als wissenschaftliche Entdeckungen, die unsere Lebensweise verändern könnten oder sie in einem neuen Licht erscheinen ließen? Warum werden unsere Nachrichten nicht mit erfreulichen Inhalten ausbalanciert? Oder gibt es nur Autounfälle und Bombenattentate? Fühlen wir uns vielleicht besser, wenn wir hören, wie schlecht es anderen geht? Können wir so unsere scheinbare Gefangenschaft in der „Normalität" besser akzeptieren? Wir sollten versuchen, die Dinge zu ändern, die wir ändern können. Sonst ist schließlich unsere Existenz womöglich nur noch für diejenigen erträglich, die auf ein besseres Leben nach dem Tod hoffen.

Ein kirchlicher Placebo-Effekt?

Spiritualität und Religiosität sind für mich nicht dasselbe. Spiritualität ist ein nach innen gerichtetes Gefühl, das uns erkennen lässt, dass es etwas gibt, das größer ist als wir selbst. Dadurch bekommt alles Sinn, denn man spürt sich selbst als unabdingbaren Teil eines Ganzen. Man kann sehr wohl spirituell sein, ohne einem dogmatischen Glauben anzugehören. Religiosität wiederum ist eine nach außen gerichtete Überzeugung, die sich in vielen festgelegten Zeremonien und Praktiken manifestiert. Diese stellen eine Art Kitt dar, der die Mitglieder religiöser Gemeinschaften vereinigt. Rituelle Handlungen bis hin zur Kleidung der Würdenträger weisen die Gruppe als Einheit aus und separieren sie vom Rest der Gläubigen: Religion verbindet, indem sie ausgrenzt. Selbst innerhalb des Glaubens an denselben Schöpfer werden ständig neue Grenzen gezogen. Man denke an Judentum, Christentum und Islam. Und es gibt auch in allen anderen Weltreligionen, Untergruppen. Innerhalb des Christentums sind es Katholiken und Protestanten, Freikirchen und Amtskirchen, und so weiter. Jede neue Grenze schafft neue Hierarchien. Würden alle Menschen an dieselbe Ideologie glauben, verlöre diese schlagartig an Bedeutung. Welchen Wert hätte es, Christ zu sein, wenn alle anderen Menschen auch Christen wären? Es gäbe keine Konflikte und damit keinen Selektionsdruck mehr. Das religiöse Mem würde sich nicht weiterentwickeln und wäre dem Tode geweiht.

Alle Menschen sind miteinander verwandt. Warum reicht für uns die Tatsache, dass wir ein und derselben Spezies angehören, die auf einem Planeten einsam durchs unendliche Universum rast, nicht aus, um Kriege zu beenden und den Welthunger zu stillen? Wo endet unser soziales Denken und Handeln? Benötigt es Grenzen? Wir fühlen uns erst dann als soziale Wesen, wenn wir einer Nation, einer bestimmten Religion oder einem Sportclub angehören. Je kleiner die Gruppe, umso stärker die Verbundenheit. Genetiker hegen die Vermutung, dass wir uns zwar als soziale Wesen entwickelt haben, dabei aber die individuelle Gruppe in ihrer Größe immer überschaubar gewesen ist. Vermutlich erzeugt daher auch der Hang zur Gruppenbildung die Notwendigkeit, sich von anderen abzugrenzen. Unterschiede, mögen sie für Außenstehende noch so unerheblich – und teilweise sogar lächerlich – wirken, bilden die Basis für das Zusammengehörigkeitsgefühl. Auch der christliche Gedanke verbindet, indem er trennt und nur den Auserwählten das ewige Leben verspricht. Das hat Kaiser Konstantin dazu bewogen, das Christentum zur Staatsreligion zu ernennen. Er wollte das angeschlagene Römische Reich stärken. In der menschlichen Furcht vor Ausgrenzung liegt die Macht der Idee: Niemand will vom Paradies ausgeschlossen sein, alle wollen in den Himmel. Paradoxerweise fühlt man sich sogar durch die Manipulation des Geistes beschützt. Das reduziert Stress und kann, gesundheitlich betrachtet, sogar einen kirchlichen Placebo-Effekt erklären.

Tatsache ist, dass Kirchgänger im Schnitt sieben Jahre älter werden als Nichtkirchgänger. Studien zeigen, dass Kirchgänger sogar im Vergleich zu Gläubigen, die Gottesdienste nur im Fernsehen verfolgen, einen niedrigeren Blutdruck und eine bessere Lungenfunktion haben. Wissenschaftler spekulieren, dass die höhere Anzahl sozialer Kontakte dem Leben der Kirchgänger mehr Sinnhaftigkeit verleiht und Depressionen vorbeugt. Studien zufolge pflegen Kirchgänger in den USA einen gesünderen Lebensstil als Nicht-Kirchgänger. Sie rauchen weniger und nehmen seltener Drogen. Auch ihre Ehen sind stabiler – ein nicht unbedeutender gesundheitlicher Faktor. Einer Studie zufolge ist die Aussicht eines Rauchers, früh zu sterben, etwa doppelt so hoch wie die eines Nichtrauchers. Das gesundheitliche Risiko sinkt jedoch auf das Niveau eines unverheirateten Nichtrauchers, wenn der Raucher verheiratet ist. Begründet wird dies damit, dass der Verheiratete in stabileren Verhältnissen sich besser ernährt und weniger an Depressionen leidet. Verheiratete sind nur ein Sechstel so häufig Alkoholiker wie Nichtverheiratete und sterben daher wesentlich seltener an Leberzirrhose.

Diese Studien sind jedoch schon einige Jahre alt. Die Forschungsergebnisse einer Befragung von weit über einer Million Amerikanern zwischen den 70er Jahren und 2003 lassen an diesen Theorien zweifeln. Denn waren die Singles Anfang der Studie deutlich häufiger krank, so hat sich dies mittlerweile völlig ausgeglichen. Durch das „soziale Essen" ist Fettleibigkeit in Familien inzwischen sogar häufiger. Auch findet die gesellschaftliche „Ächtung" des älteren Singles immer weniger statt, unsere westlich geprägte Kultur verändert sich. Aus dem „Heiraten-müssen" ist ein „Heiraten-wollen" geworden. Der durch den gesellschaftlichen Druck hervorgerufene Stress,eine nicht zu unterschätzende Krankheitsursache, fällt weg. Single zu sein ist nicht gleichbedeutend mit sozialer Isolation. Daher ist die Idee, „sich gesund zu heiraten" genauso unsinnig wie die Behauptung, dass Atheismus krank mache. Wenn die Religiosität nur dazu führt, dass eine unglückliche Ehe aufgrund des gemeinschaftlichen Druckes länger aufrecht erhalten wird, kann das sogar negative Auswirkungen auf die Gesundheit haben.

Generell kann man von den Vorteilen ritueller Bräuche auch profitieren, wenn man nicht religiös ist: Wer kein Schweinefleisch isst, dem bleiben die negativen gesundheitlichen Folgen dieser Fleischsorte erspart, egal, aus welchen Gründen er darauf verzichtet. Es ist auch kein Fehler, freitags Fisch zu essen. Allerdings entfalten die gesunden Omega-Fettsäuren an jedem Wochentag ihre vorteilhafte Wirkung, weshalb ich für Algenöl als Grundnahrungsmittel plädiere. Und auch Atheisten erleben Team-Geist und Zusammengehörigkeitsgefühl, wenn sie einem Fußballverein oder einem Chor beitreten. Viele Untersuchungen unterscheiden nicht zwischen Aspekten, die nur indirekt auf die Religion zurückzuführen sind und solchen, die einzigartig für die Religion sind. So stellt der Verhaltensmediziner Sloan den Vergleich an: „An Lungenkrebs zu erkranken ist eng damit korreliert, Streichhölzer mit sich zu führen – allerdings behauptet niemand, dass sie Krebs verursachen."

Spiritualität aus kosmischer Sicht

Es ist unbestreitbar, dass wir durch unsere Fähigkeit zur Selbstreflexion in ein Dilemma geraten können, unter anderem schon deshalb, weil wir uns dadurch unserer Endlichkeit bewusst werden. Außerdem werden immer Fragen offen bleiben, egal wie weit wir die Welt und den tieferen Sinn unserer Existenz ergründen. Jede Antwort bringt neue Rätsel mit sich. Über den Glauben (dazu zählt auch nicht zu glauben) lässt sich, wie über den Geschmack, vortrefflich streiten, was die Verfechter ihrer jeweiligen Vorstellungen oft auch aufs Heftigste tun. Gläubige und Atheisten könnten sich jedoch auf eine Gemeinsamkeit verständigen: Wir alle sind Teil des Universums, das aus subatomaren Teilchen besteht, letztendlich Energie, die mit allem anderen verwoben ist. Wir sind Teil eines großen Ganzen. Alles was wir tun hat Auswirkungen, letztendlich bis an den Rand des Universums.

Es gibt dazu eine Berechnung des Mathematikers Michael Berry, der herausfinden wollte, wodurch eine exakte Vorhersage der Bewegung einer Billardkugel limitiert wird. Sein erstaunliches Ergebnis: Um den neunten Aufprall zu kalkulieren, muss man das Gewicht des Spielers mit einberechnen, ab dem 56. Aufprall hat die Gravitation eines Elektrons am Ende des Universums noch genügend Effekt, um das Ergebnis zu beeinflussen. Alles ist mit allem verbunden.

Dieses innere Gefühl der Verwobenheit ist wahrscheinlich die letzte rationale Konsequenz des uns selbst bewussten Ichs. Wenn es uns gelingt, diese Verbundenheit positiv zu sehen und uns als Teil eines ewigen Kreislaufs zu verstehen, können wir vieles Alltägliche aus einer realistischeren Perspektive betrachten. Manches Problem verliert seinen Schrecken: „So ist also der Tod, das schrecklichste der Übel, für uns ein Nichts. Solange wir da sind, ist er nicht da, und wenn er da ist, sind wir nicht mehr“, sagte schon vor 2300 Jahren der griechische Philosoph Epikur. Er vertrat aus heutiger, humanistischer Sicht die modernste Auffassung und hatte ein ganz rationales Verhältnis zum Tod und zum Lebenssinn. Der Fokus des Seins ist das Hier und Jetzt. Das Ziel des Lebens sei zwar das Streben nach Lust und die Vermeidung von Unlust, so seine Meinung. Da aber hemmungslose Bedürfnisbefriedigung nicht zu Lust, sondern zu Unlust führe, müsse die Vernunft das Streben nach Glück leiten und zügeln.

Sich gesund schlafen

Fast ein Drittel seines Lebens verbringt der Mensch im Schlaf. Der ist für uns so lebenswichtig wie Essen und Trinken. Forscher stellen sich die Frage, ob wir weniger Schlaf brauchen, wenn wir älter werden oder sogar durch chronischen Mangel an Schlaf schneller altern. Klar ist, dass wir Schlaf brauchen, um uns zu regenerieren. Nach 48 Stunden ohne Schlaf können wir uns nicht mehr konzentrieren.

Wir müssen auch schlafen, um Erinnerungen langfristig zu speichern. Das passiert selektiv: Erst im Schlaf trennen wir „Merkwürdiges" von Unwichtigem. Nur was als merkenswert eingestuft wird, absolut oder relativ, behalten wir.

Der Erinnerungsprozess selbst läuft dabei in zwei Phasen ab: Im Wachzustand ändert sich die Stärke von Nervenverbindungen im Hippocampus. Sie ist das physische Korrelat eines Mems. So wird Information als kurzfristige Erinnerung gespeichert. Danach, während des Tiefschlafs, wird sie in die langfristigen Speicher der Großhirnrinde verfrachtet. Nur die räumliche Information verbleibt im Hippocampus.

Daher ist die Qualität von Schlaf nicht in Stunden zu messen, nicht rein quantitativer Natur. Es ist der Mangel an Tiefschlaf, der unser Lernen beeinträchtigt. Der Hippocampus spielt eine zentrale Rolle bei der Erinnerungsspeicherung, die bei der Alzheimer-Erkrankung genauso gestört ist wie bei chronisch oberflächlichem Schlaf. Unzureichender Schlaf hat somit Auswirkungen auf unser Arbeitsgedächtnis und Lernvermögen, unsere Aufmerksamkeitsspanne sowie auf unsere Befähigung zum abstrakten Denken. So hat chronisch schlechter Schlaf auch psychosoziale Aspekte, wirkt sich negativ auf unsere innere Zufriedenheit und unser Selbstwertgefühl aus. Fühlen wir uns minderwertig, bewirkt dies wiederum einen minderwertigen Schlaf. So entsteht ein Teufelskreis, in dem sich Ursache und Wirkung weiter gegenseitig verstärken.

Ein ähnliches Phänomen kann man auf der Ebene des Hormonstoffwechsels beobachten. Unter Belastung und Stress mobilisiert das Hormon Kortisol Energie, damit wir effizienter agieren können. Dabei werden das Immunsystem und die Verdauung herabreguliert. Diese Stoffwechsellage wird als katabol bezeichnet: Komplexe Moleküle wie Glykogen (zur Energiespeicherung chemisch verknüpfte Glucose-Moleküle) oder Proteine werden zur akuten Energieversorgung abgebaut. Hält dieser Zustand länger an, offenbart das Wort Katabolismus seine ursprüngliche Bedeutung: Kräfteverfall. Während des Schlafs erreicht der Gegenspieler des Kortisols, das Wachstumshormon Somatotropin, seine höchste Konzentration im Blut, wohingegen die Konzentration des Kortisols absinkt. Somatotropin ist ein potentes, körpereigenes Anabolikum. Es baut Muskeln auf.

Aktivitäts-Ruhe-Zyklen sind so alt wie die belebte Natur und entsprechen einem Ur-Schlaf-Wach-Rhythmus. Wird er nicht eingehalten, beschleunigt dies den Prozess des Alterns. Wir sollten Schlaf deshalb sehr ernst nehmen, auch schon in jungen Jahren, wenn wir langfristig leistungsfähig sein wollen. So folgert die traditionelle chinesische Medizin:

***„Ein guter Schlaf ist besser als jede Rezeptur,
um gesund zu bleiben und das Leben zu verlängern.“***

Genetisch sind wir auf einen Tagesrhythmus von 25 Stunden programmiert. Wir würden also immer etwas länger schlafen, als die Nacht lang ist, würde es morgens nicht hell werden. Aber über Lichtsensoren der Netzhaut, die auch bei geschlossenen Lidern funktionieren, passen wir uns täglich an die tatsächlichen 24 Stunden an. Nur durch diesen Trick der Natur haben wir kein Problem, wenn die Tage im Jahresverlauf länger oder kürzer werden. Deshalb können wir auch den Jet-Lag besser kompensieren, wenn wir Richtung Westen fliegen: Der durch die Reise verlängerte Tag kommt unserem programmierten Biorhythmus näher, als es beim Flug in die andere Richtung der Fall ist.

Was passiert nun, wenn es nie wirklich Nacht wird? Ständiges Licht ist ein Resultat der memetisch-kapitalistischen Evolution, eine logische Konsequenz der industriellen Revolution. Nachtschichten, Fernsehen rund um die Uhr, ständige Erreichbarkeit durch Handy und Internet. „iPhone, Google und YouTube konnten nur Leute erfinden, die an eine freie Kommunikation glauben, die es für sinnvoll halten, dass jeder alles wissen kann und jeder der Welt seine Meinung kundtun darf. Das heißt, die wichtigsten

Erfindungen der vergangenen Jahre tragen eine zutiefst westliche Idee in sich, und sie tragen diese Idee in die Welt", beschreibt es das Nachrichtenmagazin *Der Spiegel* Ende 2009. Die so genannten Macher sind immer „handy", wie die Amerikaner sagen: immer bereit. Sie kürzen ihren Schlaf auf ein Minimum, bekunden so unbedingten Leistungswillen. Viele betrachten den Schlaf als notwendiges Übel, weshalb gerne eine Schlaftablette genommen wird, aber auch als die Leistung beeinträchtigend, weshalb auch Muntermacher zum Einsatz kommen.

Die teils tragischen Helden dieses gesundheitswidrigen Treibens sind die vielleicht Willensstärksten unter den Leistungsfähigen: Einige wenige Extremsportler fahren jährlich beim Race Across America (RAAM) unter 12 Tagen mit dem Rennrad quer durch die gesamten USA, etwa 4800 Kilometer durch heiße Wüsten und über eisige Pässe. Sie schlafen dabei nur etwa eine Stunde täglich. Der typische RAAM-Teilnehmer und viele Top-Manager betrachten Schlaf als eine Zeit, die sie in ihrer Produktivität behindert.

Dies ist völlig falsch. Es gibt eine provokante Theorie, die besagt, dass wir nicht den Schlaf, sondern das Wachsein als den außergewöhnlichen Daseinszustand betrachten müssten. Sie beruht auf der Feststellung, dass einige der wichtigsten körperlichen Aktivitäten im Schlaf stattfinden. Dazu gehören das Wachstum, die Verdauung, die Immunabwehr sowie die mentale und physische Regeneration. Dagegen ist das Wachsein eine zwar notwendige, aber eher leidvolle Zeit, in der sich Tiere Gefahren aussetzen müssen, um sich Nahrung zu suchen und sich zu vermehren.

Wenn es gegen Abend dunkel wird, setzt unser Körper vermehrt Melatonin frei, womit die hormonell gesteuerte Regeneration eingeleitet wird. Ständige Lichtüberflutung verhindert das Anschalten des Melatonin-Systems. Infolgedessen wird das immunsuppressive Kortisol nicht abgebaut und das anabole Wachstumshormon nicht aktiviert. Das schädigt uns gleich mehrfach, weil das fehlende Melatonin selbst immunstimulierend und nebenbei ein Radikalfänger ist. So ist es nicht verwunderlich, dass bei Ratten, die im Labor mit Medikamenten wachgehalten werden, Symptome zu diagnostizieren sind, wie sie für AIDS im Endstadium typisch sind: Bei ihnen bricht das Immunsystem völlig zusammen, und sie sterben innerhalb von drei Wochen. Auch bei RAAM-Fahrern sind Infekte keine

Seltenheit und häufiger Grund für ihr Scheitern. Aber auch die direkten Auswirkungen chronischen Schlafmangels sind gefährlich. So sind Sekundenschlaf und paranoide Attacken Gründe für Unfälle, die tödlich sein können.

Wir haben uns als soziale Wesen entwickelt und ziehen daraus einen Überlebensvorteil. Es ist aber vor allem die Evolution unserer Gedanken, unsere Fähigkeit zur kulturellen Entwicklung, die uns vom Tierreich abhebt. Gedanken benötigen den Austausch, auch deshalb sind die Memetik und das Soziale in uns eng verwoben. Austausch findet jedoch immer über Grenzen hinweg statt. Eine Abgrenzung in geistige oder soziale Gruppierungen kreiert eine Polarisierung und erschafft damit erst das Kraftfeld, das die memetische Entwicklung benötigt. Eine ähnliche Polarisierung gibt es auch zwischen unserem Umfeld und uns selbst. Dabei wechseln sich Phasen der Aktivität, in der wir mit anderen in Austausch treten, mit Phasen der Regeneration, in denen wir unszurückziehen, ab. Das hormonelle Regelwerk, das diese Zyklen steuert, ist bekannt. Ist dieses natürliche Wechselspiel gestört, stellen sich psychische und körperliche Störungen ein. Die Folge: Wir altern vorzeitig. Außerdem verschlechtert sich unser Erinnerungsvermögen. Die erlebte Zeit reduziert sich. Unser Leben wird nicht nur durch das Altern quantitativ, sondern durch mangelndes Erinnern auch qualitativ verkürzt. Diesem Teufelskreis zu entfliehen ist nur möglich, wenn wir uns im lebensnotwendigen sozialen Wechselspiel auch die Integrität unseres Selbst bewahren.

Die Methusalem-Formel: Gemeinschaft

„Fordert Respekt vor dem Alter, die Gnade und Gabe der späteren Jahre."

Konfuzius

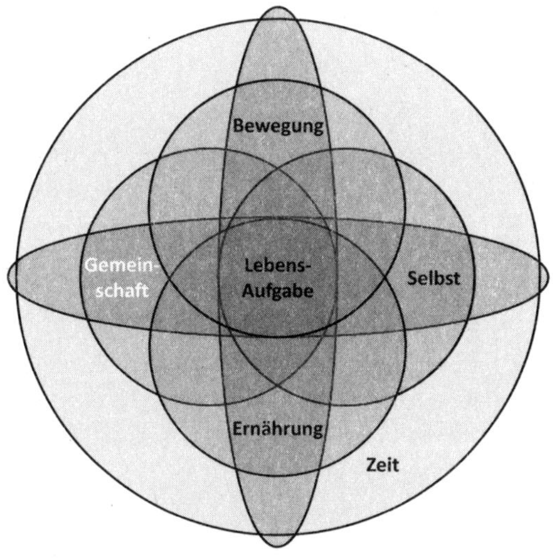

Durch die Globalisierung der Weltgemeinschaft verbinden uns die multiplen Kommunikationsnetzwerke in Echtzeit mit fast jedem anderen denkenden Wesen, aber auch mit praktisch jedem autonom agierenden Computerprogramm. Alle unsere Interaktionen beeinflussen das Netzwerk, und dieses beeinflusst wiederum unser Denken und damit unser Handeln. Dadurch werden wir Teil eines weltweit operierenden Gehirns, das uns wie ein globaler Puppenspieler an seinen „memetischen Fäden" tanzen lässt. Gemeinschaft und unser Selbst sind eng miteinander verwoben, das eine darf sich jedoch nicht im anderen verlieren. Beide Elemente sind lebenswichtig, und die Balance zu erhalten ist entscheidend, wollen wir langfristige Gesundheit.

Das soziale Wesen in uns

Der Mensch agiert seit Jahrmillionen als ein soziales Wesen. Das lehren uns zum Beispiel die knöchernen Überreste von Ardi. Und auch die Pygmäen, eines der letzten verbliebenen Naturvölker, streifen immer noch als Jäger und Sammler in sozialer Harmonie, sogar ohne feste Rangordnung, durch die Urwälder Zentralafrikas. Männer und Frauen sammeln und jagen gemeinsam; Gleichberechtigung ist keine Erfindung der Moderne. Und auch die Großfamilie ist noch intakt. Gegenseitiges Lausen erhält über Generationen hinweg den sozialen Kontakt aufrecht. Eine solche Gemeinschaft, in der sich die verschiedenen Generationen etwas zu geben haben – zum Lausen gibt es sicher eine modernere Alternative –, ist auch für unser langfristiges Wohlergehen ein unbedingtes Muss. Unsere bisherige Entwicklung wäre nicht vorstellbar ohne die Interaktion mit anderen Menschen. Unsere Gemeinschaft gibt uns lebenswichtige Sicherheit und Geborgenheit. Ignorieren wir das Zwischenmenschliche, sind Krankheit und ein vorzeitiges Altern die logische Folge.

In dieser Hinsicht ist die derzeitige Entwicklung paradox: Durch moderne Technik sind wir mehr als je zuvor miteinander vernetzt, trotzdem pflegen wir immer weniger direkte, persönliche Kontakte. Wir haben aufgehört, uns zu „lausen". Die Kontakte geschehen immer mehr über elektronische Medien. Der Chat mit anonymer Hyperspace-Identität erzeugt die Illusion sozialer Verbundenheit. So kann man problemlos über Nacht hunderte neuer „Freunde" gewinnen, sogar ohne dabei wach zu sein – Facebook und Co. sei Dank. Die Entwicklung entfremdet den modernen Menschen von anderen und damit auch von sich selbst. Sie beraubt ihn der Chance auf direkte soziale Kontakte. Je mehr Zeit wir im Internet oder vor dem Fernseher verbringen, desto mehr leiden unsere lebensnotwendigen persönlichen Beziehungen. Die These selbstreplizierender Information, die uns als Mittel zu ihrem Zweck einsetzt, klärt die primäre Warum-Frage. Es gibt aber keinen Grund dafür, nicht sofort damit zu beginnen, dies zu ändern – sobald wir den Mechanismus erkannt haben.

Gesellschaft: Verstärker cyclothymer Normalität

Der zyklische Wechsel von Tag und Nacht, von Wachen und Schlafen und damit von Aktivität und Regeneration ist tief in unserem Erbgut verwurzelt. Ebenso pendelt unsere Gemütslage zyklisch zwischen Optimismus und Pessimismus, was sich in Tatkraft und Nachdenklichkeit manifestiert. Woher stammt diese Variation in unserer Befindlichkeit? Auch die Antwort hierauf liegt vermutlich in der Vergangenheit.

Evolutionär betrachtet wäre der ewige Optimist genauso sehr zum Scheitern verurteilt wie der ewige Pessimist. Für unser Überleben und damit für die Vervielfältigung und Weitergabe unseres Erbguts ist ein balanciertes Wechselspiel zwischen Optimismus und Pessimismus nötig. Nur aufgrund dieses genetisch einprogrammierten Wechselspiels ist es möglich, dass wir hin und wieder etwas riskieren, aber auch skeptisch unsere Optionen abwägen und damit im Idealfall gut auf alle Eventualitäten vorbereitet sind. Ohne Planung und sorgsames Abwägen wäre so mancher kühne Traum zum „heroischen" Scheitern verurteilt. Unsere Veranlagung, zyklisch in Richtung Depression oder Manie zu tendieren, hat uns wohl erst den Weg zu einer erfolgreichen Spezies geebnet.

Dieses Wechselbad der Gefühle ist zwar existentiell, aber in der heutigen Zeit nicht gerne gesehen. So haben wir stets zu funktionieren und fröhlich zu sein, morgens wie abends, im Frühjahr wie im Herbst, bei Sonnenschein wie auch bei Regen. Reichen die Ausschläge unserer Stimmungslage über die Grenzen einer definierten Norm hinaus, bezeichnen Mediziner dies als Zyklothymia. Sie ist gekennzeichnet durch häufig wechselnde Phasen leichter Depression und leicht gehobener Stimmung. Die Zunahme an dieser Zivilisationskrankheit ist nicht nur das Resultat einer immer besseren Diagnostik. Sie ist auch real. Betroffene verlieren völlig den Antrieb und haben keinen Lebenswillen mehr. Diese Phase wechselt sich oft ab, ohne dass eine beschwerdefreie Zeit dazwischen liegt. Meist fallen die tages- und jahreszyklischen Gemütsschwankungen nur den engsten sozialen Kontakten auf, sofern vorhanden.

Unser heutiger, azyklischer, vom natürlichen Rhythmus entkoppelter Lebensstil verstärkt manchmal die normalen Ausschläge. Dadurch besteht zwar die Chance auf extremen Erfolg, aber es ist wider unsere Natur, stets extrovertiert und voller Tatendrang zu sein. Unser Selbst ist dadurch gefährdet. Die so nicht erfüllbaren Erwartungen verstärken depressive Tendenzen. Nicht selten sind Drogenmissbrauch, Doping, Antidepressiva und manchmal auch Suizid die Folge einer Leistungsgesellschaft, die unsere inaktiven, introvertierten Phasen nicht akzeptiert. Indem wir beginnen, das psychosoziale Wechselspiel als natürlich zu akzeptieren, beginnen wir auch, unser Selbst zu schützen.

Ein Methusalem kommt selten allein

Die memetische Evolution brachte bisher eine Vielfalt an Kulturen hervor. Durch die Globalisierung begann jedoch eine Vereinheitlichung auf dem gemeinsamen Nenner der Konsumgesellschaft. Es ist für unser Wohlergehen entscheidend, soviel wie möglich von der Vielfalt zu lernen, solange sie, zumindest teilweise, noch existiert. Denn in manchen Kulturen kommen die Mitglieder dem Ideal eines langen und gesunden Lebens um einiges näher als in anderen. Aber wie nahe sind sie am Ideal? Wie alt könnten wir werden, wenn wir alle tödlichen Zivilisationskrankheiten durch ein Umdenken vermeiden würden? Die Antwort ist nicht leicht. Man kann wohl davon ausgehen, dass die Alten in Okinawa, obwohl sie im Schnitt zu den ältesten uns bekannten Menschen gehören, das potenziell mögliche Höchstalter noch nicht erreichen. So weisen genetische und molekularbiologische Überlegungen auf ein Potenzial von mindestens 120 Jahren hin. Dies entspräche einem Plus von etwa 30 bis 40 Jahren für uns, von denen der überwiegende Teil auch gesunde Jahre sein könnten, wie es die Studien über die Alten Okinawas andeuten.

Doch gehen wir mal anders an das Problem heran: Warum sind wir Menschen eigentlich überhaupt fähig, viel älter zu werden, als es für die Weitergabe unserer Gene nötig ist? Gibt es einen evolutionären Grund? Vermutlich war es in prähistorischen Zeiten für das Überleben der Sippe und somit des gemeinsamen Genpools wichtig, zumindest einige wenige alte und weise Stammesführer zu haben. Auf Erfahrungswissen zurückgreifen zu können, könnte ein entscheidender Vorteil gewesen sein. Auch diese These geht davon aus, dass wir uns nur als soziale Wesen kulturell soweit entwickeln konnten. Sie deutet auch an, dass die gesellschaftliche Notwendigkeit, Wissen zu konservieren, unser genetisch mögliches Lebensalter mit beeinflusste, das dadurch höher ist, als es für die reine Weitergabe des Erbguts notwendig wäre.

Heute wird Wissen sehr effektiv über Bücher und Computer verbreitet; auch direkt durch Menschen, aber immer seltener durch Menschen in höherem Alter. Daraus folgt jedoch nicht, dass unsere angeborene Fähigkeit verlorenging, ein hohes Alter zu erreichen. Genetisch gesehen sind wir schließlich immer noch die Fischer und Sammler von einst. Mit einem Unterschied: Wir brauchen in der Regel keine Angst mehr zu haben, dass wir erfrieren, verhungern oder von wilden Tieren gefressen werden. Daher hat heute ein Großteil von uns die Möglichkeit, ein hohes Alter zu erreichen, was damals nur ein paar wenigen „Auserwählten" vergönnt war.

Einer der Gründe, warum wir nicht unser mögliches Höchstalter erreichen, ist, dass wir den älteren Menschen nicht als Chance, sondern als Problem betrachten. Zwar nicht immer individuell, aber auf gesellschaftlicher Ebene. Zudem findet in jeder Gesellschaft eine Art Nivellierung in Sachen Lebensalter statt. Die Gesellschaft definiert, was normal ist und wie man sich zu verhalten hat. Das wiederum bestimmt, wie wir uns individuell entwickeln und damit auch, wie alt wir werden. Ob wir zu einem „Methusalem" werden oder zur „erwarteten" Zeit das Zeitliche segnen, hängt davon ab, ob wir es schaffen, diese „Normalität" zu durchbrechen.

Die Erbsünde – ein epigenetisches Phänomen?

Unsere Kultur, also wie wir uns verhalten, was wir infolgedessen erleben, wie wir uns ernähren, geben wir über Sprache und Symbole weiter. Dieses „Vererben" findet jedoch nicht nur memetisch statt, sondern auch über eine vorübergehende Änderung des Erbguts. Man nennt diesen Vorgang *Imprinting* (eine Art Prägung unserer Gene). Die Prägungen sind aber keine Mutationen im klassischen Sinn der Genetik, weswegen man das neue Forschungsgebiet in Abgrenzung dazu als Epigenetik bezeichnet. Epigenetisch betrachtet findet man, je nach Art der äußeren oder inneren Einflüsse, subtile chemische Modifikationen an bestimmten Buchstaben des genetischen Codes unseres Erbguts. Diese erleichtern oder erschweren das Ablesen der betroffenen Gene und damit deren Aktivität. Diese epigenetischen Veränderungen nehmen fundamental Einfluss auf praktisch alle unsere Körperfunktionen, angefangen beim Stoffwechsel bis hin zu unserem Wesen.

Durch epigenetisches Imprinting kann unser Handeln das Erbgut unserer zukünftigen Kinder verändern. Essen wir beispielsweise zu viel, haben auch unsere Kinder eine höhere Chance, an Diabetes mellitus zu erkranken. Dies auch ohne eine Erziehung zu einem falschen Ernährungsstil, obwohl beides oft gleichzeitig geschieht. Der Begriff Erbsünde erhält damit eine wissenschaftliche Erklärung und wird durch den Vorgang der epigenetischen Prägung zu einem erforschbaren Phänomen.

Über die Epigenetik und Memetik prägen wir auf zwei Wegen die nachfolgenden Generationen, vor und nach der Geburt. Die Gesellschaft und jeder Einzelne tragen somit eine enorme Verantwortung. Wir können so aber auch Gutes bewirken. Haben wir den Mut, uns zu ändern, erhöhen wir die Chance unserer Nachkommen auf ein gesundes und langes Leben. Wer jetzt für sich selbst sorgt, sorgt auch schon für seine ungeborenen Kinder.

Wenn man Mäuse geistig und körperlich fordert, behalten sie auch bei einer erblichen Veranlagung zur Entwicklung einer Gedächtnisschwäche ihr volles Erinnerungsvermögen. Und hier kommt der Clou der epigenetischen Prägung: Die Nachkommen dieser Mäuse leiden zunächst, trotz ebenso vererbter Neigung zu nachlassender Gedächtnisleistung, nicht an der Erkrankung. Wurden die Eltern jedoch nicht trainiert, ist auch ihr Nachwuchs von Geburt an beeinträchtigt (dies ist unabhängig davon, ob die Jungen von ihren eigenen oder von gesunden Leiheltern aufgezogen wurden). Und das ist der Beweis: Mäuseeltern können sowohl das Überwinden einer genetischen Benachteiligung als auch das Nicht-Überwinden vererben. Ihr Verhalten gibt ihren Jungen jedoch nur einen Vorsprung.

Der geht nach einiger Zeit wieder verloren, wenn der Nachwuchs selbst das positive Verhalten der Eltern nicht beibehält (in diesem Beispiel nicht weiter gefordert wird).

Auch bei einem Mäusestamm mit einer anderen genetischen Veranlagung wurde ein entsprechendes Phänomen beobachtet: Die so genannten Agouti-Mäuse haben ein goldbraunes Fell und neigen zu Fettsucht, Diabetes und Krebs. Werden sie vitaminreich ernährt, verändert sich bei ihren Nachkommen jedoch alles zum Guten. Sie werden mit einem dunklen Fell geboren und bleiben schlank und gesund, obwohl auch sie in jeder ihrer Zellen die genetische Anlage für die Krankheit ihrer Eltern haben. Die veränderte Genregulation bleibt aber auch in diesem Fall nur vorübergehend bestehen. Gibt man deren Nachwuchs nicht die vitaminreiche Nahrung, wird die genetische Veranlagung wieder in voller Ausprägung an die dritte Generation vererbt. Das klingt zunächst wie ein Nachteil, ist es aber nicht: Durch unser Verhalten können wir epigenetische Vorteile weiter aufrecht erhalten, während Nachteile nur erhalten bleiben, wenn wir uns nicht ändern. Dank der Vergänglichkeit epigenetischer Prägung sind wir nicht dazu verdammt, die „Erbsünde" weiterzutragen.

Die Beweisführung für die Existenz epigenetischer Phänomene ist bei uns Menschen im Vergleich zu Mäusen allerdings etwas komplizierter. Während man mit Mäusen planend experimentieren kann, sind bei uns nur rückblickende Beobachtungen möglich. Ursache und Wirkung sind daher nicht leicht zu erkennen, das genetische und soziale Netzwerk sehr komplex. Der genetische Unterschied zwischen Maus und Mensch ist jedoch so gering, dass es verwunderlich wäre, würden von der Natur nicht einige dieser Mechanismen auch bei uns genutzt werden, zumal insbesondere die spezifischen Imprinting-Gene kaum (Sequenz-)Unterschiede zwischen Maus und Mensch aufweisen. Die Hinweise aus der Wissenschaft der Epigenetik mehren sich, sodass wir davon ausgehen müssen, eine enorme Macht und somit auch eine enorme gesellschaftliche Verantwortung zu haben: Unser heutiges Tun kann unsere Nachkommen vor negativen Einflüssen schützen, ihnen aber auch von Anfang an schaden.

Es gibt kaum jemanden, der nicht sich selbst und anderen ein langes, gesundes Leben wünscht. Man könnte daher vermuten, dass die Bereitschaft da sein sollte, auch etwas dafür zu tun. Niemand will sterben, schon gar nicht früh oder nach einem langen Leidensweg. Jeder weiß, dass Rauchen ungesund ist und schlechte Ernährung auf Dauer krank macht. Trotzdem verhalten wir uns gruppenkonform, nehmen das Risiko in Kauf. Hier entpuppt sich der Vorteil, ein soziales Wesen zu sein, als großes Dilemma: Wir sind von unserem Umfeld abhängig, physisch, aber auch psychisch.

Unsere Gemeinschaft vererbt uns ihre Wertvorstellungen und prägt unser Denken und Handeln. Das geschieht durch Erziehung und durch eine temporäre Prägung unseres Erbguts. Sämtliche Mitglieder werden so durch memetische und teils epigenetische Mechanismen einander angepasst. Die Tendenz zur Uniformität und Abgrenzung nimmt paradoxerweise mit fortschreitender Globalisierung zu und nicht ab. Das ist entwicklungsbiologisch erklärbar: Wir haben uns über Jahrmillionen als soziale Wesen entwickelt, wodurch uns die Gruppenbildung in die Wiege gelegt ist. Jedoch war die Gruppengröße des Fischers und Sammlers aus ernährungstechnischen Gründen auch immer begrenzt. Je überschaubarer die Gruppe, umso wohler fühlen wir uns in ihr. Das hat Nachteile, wenn die Eigenheiten der Gruppe uns schaden.

Gruppenkonformes Verhalten endet in dem Moment, in dem die Gruppenmitglieder beginnen, die Besonderheiten der Gruppe zu hinterfragen. Der eigene Gestaltungsspielraum wächst. Da meist Sanktionen bzw. der Ausschluss durch die Gruppe nicht ausbleiben, ist dazu eine Portion Mut nötig. Unser Dilemma besteht darin, dass wir eine intakte soziale Gemeinschaft brauchen, die uns schützt und für unser Wohlergehen sorgt, aber auch die Freiheit, uns anders verhalten zu dürfen, wenn uns unser Umfeld schadet. Wenn wir diese Freiheit nutzen, ändern wir auch unser Umfeld, wodurch letztendlich alle gewinnen.

Zusammenfassung Teil 2

Von allen sich selbst bewahrheitenden Prophezeiungen ist die Annahme, dass Alter Verfall und schlechter Gesundheit gleichkommt, vermutlich die tödlichste.
Marilyn Ferguson

Oft provozieren unsere Zukunftssorgen mit erstaunlich großer Präzision ein Handeln, das genau das verursacht, was wir eigentlich versucht hatten zu vermeiden. Aus Angst vor Siechtum im Alter frönen wir dem Jugendwahn und schaden uns dadurch langfristig. Wir nehmen alles mit, sind rastlos, denn unsere aktive Zeit scheint knapp bemessen zu sein. Alles geschieht daher in hohem Tempo, muss jugendlich-dynamisch sein. Selbst Kameraeinstellungen in Filmszenen, die länger als Bruchteile einer Sekunde dauern, werden mittlerweile als langweilig empfunden. Es fehlt uns an Regeneration, an Slow-Food, an Bewegung, die nicht motorisiert ist. Die Folge: Wir altern schneller, und unsere Befürchtungen werden wahr. Sämtliche Elemente der Methusalem-Formel scheinen davon betroffen zu sein. Heute twittern wir, anstatt miteinander zu sprechen. Wir kommunizieren mit der ganzen Welt, aber immer seltener mit jemandem persönlich. Wir dienen der effizientesten Form von Information, die durch uns lebt und nach beständiger Beschleunigung ihrer Replikationsrate strebt.

Der Schlüssel zur Änderung dieser (menschenfeindlichen) Entwicklung ist das Stellen von Fragen und nicht das Liefern von Fakten, auch wenn ich das hier teilweise getan habe. Letztere sind aber nur als Denkanstöße gedacht, um eine Vision aufzubauen, ein *Was-wäre-wenn*. Die Methusalem-Strategie muss immer eine individuelle Strategie sein. Denn Sie haben sicherlich Ihre eigenen Fragen und werden zu anderen Antworten kommen. Dennoch gibt es ein paar wenige Grundannahmen, zu denen mich meine Fragen geführt haben. So basiert die Methusalem-Strategie auf der These, dass die Zukunft für niemanden vorherbestimmt ist, wir keinem Schicksal unterliegen. Es gibt nur Wahrscheinlichkeiten, mit der zukünftige Ereignisse eintreten können, aber nicht müssen. Wenn dem so ist, dann stellt sich die Frage: An wem oder was kann man sich orientieren? Die Antwort: Wenn Sie langfristig erfolgreich sein wollen, sollten Sie nicht versuchen, die Erfolgreichen zu kopieren. Die Gefahr ist zu groß, dass diese nur Glück hatten, zum richtigen Zeitpunkt am richtigen Ort waren, nur die Manifestation einer statistischen Unwahrscheinlichkeit sind. Zu viele verlieren ihr Geld beim Glücksspiel, weil es immer ein paar wenige gibt, die in der Lotterie gewinnen, oder hören nie mit dem Rauchen auf, weil sich jemand findet, der trotzdem ein relativ langes Leben hatte. Die einzig sinnvolle Vorgehensweise ist daher: Vermeiden Sie alles, was die Mehrheit scheitern lässt. Der hundertjährige Raucher ist kein Vorbild, ebenso wenig wie der Lottogewinner. Die Mehrheit der Lottospieler verliert, ebenso wie die meisten Raucher. Einzelbeobachtungen definieren keine Norm, weder was Glück und Gesundheit noch was die Lebenserwartung betrifft.

Die Methusalem-Formel zielt auf eine Symbiose zwischen Körper und Geist ab, versucht die Evolution unserer Gedanken in Richtung humanistische Ideale zu lenken, wohlwissend, dass Ideale nie erreicht werden können. Sie basiert auf dem ganzheitlichen Gedankengut östlicher Kulturen, auf einer teils provokativen Interpretation unseres genetischen und kulturellen Erbes sowie auf wissenschaftlichen Erkenntnissen aus Medizin und Physik und auf persönlichen Erfahrungen beim Überwinden von selbstgestellten Herausforderungen. Die Formel legt jedoch keinen Wert auf Vollständigkeit, das wäre vermessen, sondern dient vielmehr als Anreiz Fragen zu stellen, auch die Formel selbst zu hinterfragen.

Die Fortschritte der menschlichen Kultur seit der frühen Steinzeit sind beträchtlich und erlauben uns, von einer Gesellschaft zu träumen, in der unzensiert Fragen gestellt werden dürfen und in der offener Zugang zu Wissen besteht. Wichtig für eine gesunde Weiterentwicklung ist der Abbau von Dogmen und unserer ungerechtfertigten Selbstüberschätzung und Maßlosigkeit. Auch wenn Gruppenbildung beziehungsweise unser Bedürfnis, sich von anderen abzugrenzen, angeboren zu sein scheint, ist unser Denken und Handeln beeinflusst durch unsere Erziehung. Sobald wir beginnen, unser memetisches Erbe zu hinterfragen, verändern wir es und geben es in neuer Form weiter. Darin liegt unsere Chance, Einfluss auf unsere Zukunft und die aller zu nehmen. Diese sollten wir nutzen. Das ist für uns als Individuen ebenso wichtig wie für unser langfristiges Überleben als Spezies. Ohne ein neues Verständnis jedes Einzelnen wird sowohl ein individuelles Gesunden als auch das unserer Zivilisation ein Traum bleiben und sich die Realität zu einem Albtraum entwickeln.

Im ersten Teil des Buches habe ich Antworten formuliert auf meine Frage, weshalb wir kollektiv scheitern, wenn wir das evolutionäre Lebensprinzip nicht als eine Kraft verstehen, die wir zu unseren Gunsten beeinflussen können. Im zweiten Teil bin ich der Frage nachgegangen, welche Aspekte unser Leben direkt beeinflussen und welche Möglichkeiten wir haben zu handeln. In der Annahme, dass die bisherigen Antworten auf meine Fragen unsere Realität zumindest annähernd richtig beschreiben, ist die Methusalem-Formel ein erster Versuch, diese Optionen zu visualisieren. Die Formel zeigt die wesentlichen Elemente auf, die unser Leben bestimmen und die wir durch Hinterfragen beeinflussen können. Sie sind bewusst nicht als eine Liste, sondern in der Formel als sich gegenseitig balancierend dargestellt. Balance und Synergien sind meines Erachtens entscheidend, wollen wir die Wahrscheinlichkeit, wie sich unsere Zukunft entwickeln wird, positiv beeinflussen.

Was wir heute als Norm definieren, ist nicht in Stein gemeißelt, sondern nur die Folge einer Entwicklung, die wir verändern können. Das gilt für alle Bereiche unseres Lebens. Ich habe das Thema Gesundheit als Startpunkt meiner gedanklichen Reise genommen. Heute bin ich mir sicher, dass, wenn die Gedanken zur memetischen und genetischen Evolution stimmen, mich jeder Ausgangspunkt beziehungsweise jedes Thema zu ähnlichen Antworten geführt hätte. Die Reise ist hier aber nicht zu Ende, und sie wird es wohl auch niemals sein können oder dürfen. Die Reise selbst ist die endlose Suche nach Sinn und Verstehen, die wir wie einen Staffelstab an die nächsten Generationen weitergeben: unsere Vorstellungen, offene Fragen und derzeitige, immer nur vorläufige Antworten.

In einem Bereich meines Suchens schien mir das Bild schon so einheitlich, dass ich ein erstes strategisches und taktisches Fazit gezogen habe: Wir müssen unser kulturelles Erbe so weiterentwickeln, dass es wieder mit unserem biologischen Erbe in Einklang kommt. Wenn jeder Einzelne Zeichen setzt, wird sich auch unsere Kultur dementsprechend ändern. Es werden keine positiven gesellschaftspolitischen Änderungen von oben verordnet werden – zu sehr ist Politik ein Geschäft der Masse und des Konsums, beherrscht von Populismus (die Masse definiert das Erstrebenswerte) und Lobbyismus (das Profitdenken gibt die Richtung vor) – , noch wird sich unsere Genetik an unsere schöne neue Welt anpassen: Jeder muss für sich selbst aktiv werden.

Das bedeutet natürlich nicht, dass die Zukunft planbar ist, das nähme dem Leben den ganzen Reiz. Wir haben aber die Möglichkeit, die Weichen durch bewusstes Nachfragen anders zu stellen, und schon kann unsere Zukunft eine andere sein: für uns selbst, für unser Umfeld und die nächsten Generationen. Nicht nur spirituell sind wir Teil eines großen Ganzen, auch durch unser Tun.

Männer sterben im Schnitt früher als Frauen. Studien belegen, dass mehrere Faktoren für diesen Umstand verantwortlich sind: höherer Alkoholkonsum, weniger Bewegung, häufigere Nikotinsucht, schlechtere Ernährung – interessanterweise nicht das Geschlecht, also der genetische Unterschied per se. Außerdem trägt ein inadäquater Umgang mit Stresssituationen zu ihrer geringeren Lebenserwartung bei. Das zeigt, dass selbst innerhalb einer Gesellschaft das Verhalten Einfluss auf die Lebenserwartung einer ganzen Gruppe nimmt. Dennoch nimmt dank besserer Lebensbedingungen und medizinischen Fortschritts die Lebenserwartung für beide Geschlechter stetig zu, wenn auch zum Preis vermehrter Krankheitsjahre in der zweiten Lebenshälfte. Wir profitieren heute vor allem von einem verringerten Risiko, schon früh als Kind oder junger Mensch zu sterben, und auch die Akutmedizin rettet so manches Leben. Doch die magische Grenze von 100 Jahren überschreiten nach wie vor nur wenige Menschen. Dabei sehen viele Altersforscher eine biologisch bedingte Obergrenze unserer Lebenszeit bei etwa 120 Jahren, und selbst die ist nach Meinung einiger Wissenschaftler noch zu tief angesetzt. So fehlen uns im Durchschnitt etwa dreißig bis vierzig Jahre. Der zusätzliche, vermeidbare Verlust an Lebensqualität in den letzten Lebensjahren ist hier nicht eingerechnet, sollte aber ebenso schwer ins Gewicht fallen.

Jede Zivilisationskrankheit kann als Beispiel dienen, um sämtliche Elemente der Methusalem-Formel in ihrem Zusammenwirken zu verstehen.

Eine der gefürchtetsten ist Alzheimer, eine Krankheit, die mindestens jeden Dritten von uns heimsuchen wird, lebt man nur lange genug wider die eigene Natur. Diese moderne Geißel der Informationsgesellschaft äußert sich dadurch, dass Erinnerungen, also Informationen, unwiederbringlich gelöscht werden. Welche Ironie des Schicksals, dienten wir doch ein Leben lang deren Vervielfältigung! Die verschiedenen Elemente der Formel zeigen jedoch, dass die Erkrankung durch einen Lebensstil im Einklang mit der eigenen Natur vermieden werden kann (siehe Nehls: „Die Formel gegen Alzheimer", Heyne Verlag). Eine Grantie gibt es jedoch nicht, es wird immer Ausnahmen geben, da wir den Zufall nicht ausschalten können. Er gehört zu unserer Welt und ist zugleich ihre kreative Kraft. Aber wir können die Wahrscheinlichkeiten beeinflussen, mit der sich in der Zukunft Dinge – wie beispielsweise bestimmte Krankheiten – ereignen werden, und das ist schon eine Menge.

So beinhaltet jedes Formelelement bestimmte Aspekte, die einen erheblichen Einfluss auf die Wahrscheinlichkeit nehmen, an Alzheimer zu erkranken. Dauerstress, nicht selten die selbstverschuldete Folge von Zeitmangel, verursacht durch falsche *Zeit*zuordnung, führt zur chronischen Ausschüttung von Stresshormonen, die nachweislich unser Nervengewebe und somit unser Gedächtnis schädigen. Damit verkürzt sich unser Leben qualitativ. Die Schädigung unseres Gehirns verkürzt aber auch unsere biologische Lebenszeit. Das ist das Paradoxe: Wer mehr Zeit in die Dinge investiert, hat auch am Ende mehr Zeit. Wer nicht durchs Leben hetzt, kann mit großer Wahrscheinlichkeit mehr erreichen.

Ohne *Lebensaufgabe* ziehen wir uns in uns selbst zurück, verlieren unsere Daseinsberechtigung und den Kontakt zu unserer Umwelt. Dies verursacht, was bisher nur als Folge einer Alzheimer-Erkrankung betrachtet wurde: zunehmende Isolation. Wissenschaftliche Studien weisen daraufhin, dass Ursache und Wirkung in der Entwicklung der Krankheit vertauscht sein können. Die nie endende Suche nach dem Sinn unseres Tuns ist in sich selbst eine sinngebende Lebensaufgabe, die auch im zunehmenden Alter nicht enden darf. Wer die Suche beendet, nichts mehr zu geben hat, ist daher bald selbst am Ende. Werden jedoch bis ins höchste Alter Lebenserfahrungen gesucht und das Wissen mit anderen geteilt, bleibt der Geist wach und gesund – zumindest mit einer enorm erhöhten Wahrscheinlichkeit.

Bewegung ist für die Erhaltung unserer mentalen Fähigkeiten eines der wichtigsten und leider auch am wenigsten berücksichtigten Elemente: Wer sich regelmäßig bewegt, ob Mensch oder Maus, der läuft selbst bei starker, erblicher Vorbelastung der (Entwicklung einer) Alzheimer-Krankheit buchstäblich davon.

Eine natürliche *Ernährung* wird immer dann zur Medizin, wenn wir durch moderne Gewohnheiten einen selektiven Mangel erzeugen. Das führte in der Vergangenheit zur Entdeckung der Vitamine. Auch heute leiden wir unter den Folgen einer fehlgeleiteten Ernährung, die unsere evolutionäre Herkunft, unser biologisches Erbe nicht berücksichtigt. Die Beweislast ist überwältigend: Eine ausgewogene Ernährung, die reich an Antioxidantien ist, wirkt enorm gegen die Gefahr, an einer Zivilisationskrankheit zu leiden und zu sterben. Morbus Alzheimer ist hierfür nur ein Beispiel, das auch bei allen anderen Formelelementen als solches gelten kann.

Das Formelelement *Selbst* beinhaltet die geistige und auch die körperliche Regeneration durch den gesunden *Schlaf*, dessen Bedeutung wir meist erst erkennen, wenn dieser gestört ist. Die Folgen chronischen Schlafdefizits sind von den Symptomen einer Alzheimer-Erkrankung kaum zu unterscheiden. Spiritualität und das Erkennen der wechselseitigen Verbundenheit mit und allen anderen Menschen mit dem ganzen Kosmos kann die Basis für ein besseres Selbstverständnis sein, aus dem man Kraft für die sinngebenden Fragen schöpfen kann.

Unser Umfeld bestimmt auf vielen Ebenen unser Denken und Handeln. Es setzt positive und negative Impulse. Der Schlüssel zu einem langen, gesunden Leben ist unsere natürliche, nie endende Neugier, ist unser Fragen, was wiederum auf unser Umfeld zurückwirkt. Der ständige Austausch mit anderen ist als Vorbeugung gegen Alzheimer nicht zu unterschätzen. Führt dies jedoch zu einem Verhalten, das sich an den Normen einer konsumfixierten Gesellschaft orientiert, enden wir mit größter Wahrscheinlichkeit in der „Normalität" einer typischen Zivilisationskrankheit.

Das Beispiel Alzheimer lässt erahnen, was passieren könnte, wenn wir nur einzelne oder nur einige wenige Elemente der Formel nutzen würden.

Ein supersynergistischer Effekt, erzielt durch das Zusammenwirken aller Elemente, würde die Alzheimer-Erkrankung, vielleicht sogar alle Zivilisationserkrankungen, fast völlig auslöschen, und das ganz ohne Medikamente. Ein gesundes und bis zum Ende inhaltsreiches Leben ist möglich, ohne auf die Annehmlichkeiten einer entwickelten Welt verzichten zu müssen.

TEIL 3:

Motivation zur Selbstverantwortung

„Auch wenn ich wüsste, dass morgen die Welt zugrunde geht, würde ich heute noch ein Apfelbäumchen pflanzen.“
angeblich von Martin Luther

Motivation kontra Motivierung

Von frühester Kindheit an werden wir mit kulturell verankerten Verhaltensregeln indoktriniert, mit Zuckerbrot und Peitsche, Lob und Tadel, bis hin zu Erpressung. Der Traum von Reichtum und Macht wird zum Lockmittel, das uns als Erwachsene auf lange Zeit kulturkonform agieren lässt. Als lebensbereichernde Inhalte sind sie bald ausgereizt, denn sie ersetzen unsere natürliche Lust am Träumen, Entdecken und Erforschen durch ein Streben nach äußerer Anerkennung. Dabei glauben wir ironischerweise, genau zu wissen, warum wir uns so und nicht anders verhalten und ebenso, was für uns gut ist. Interessanterweise scheint es genau das zu sein, was der Zeitgeist beziehungsweise die vorherrschenden Meme von uns erwarten. Dass etwas fehlt, entdecken wir meist erst spät. Wenn es passiert, bezeichnet die Gesellschaft dies oft als Midlife-Crisis – ein letzter Versuch, uns ins gewohnte Fahrwasser zurückzuholen.

Tatsache ist, dass Ziele wie Geld oder Ruhm als Ersatzbefriedigung ihren Reiz verlieren. Dagegen gewinnt die Zeit an Wert, die man diesen Zielen opfert und auch bisher geopfert hat. Wer das durchschaut, hat mehrere Möglichkeiten: Man kämpft gegen diese neue Erkenntnis an, denn es ist schließlich nicht wirklich schön, sein bisheriges Leben und seine Werte in Frage zu stellen. Oder aber man verändert seine Lebenseinstellung grundlegend. Die häufigste Reaktion ist jedoch die, dass man sein bisher sicheres Leben nicht aufgibt und sich auf den Ruhestand konzentriert. Man vollzieht eine innere Kündigung. Dieser Weg der Hoffnung in eine vermeintlich rosigere Zukunft führt nicht selten in eine Depression. Aus der Fremdmotivierung wird eine zum Scheitern verurteilte Selbstmotivierung. Mangelnde Risikobereitschaft gesellt sich zur bitteren Erkenntnis, bisher nicht die richtigen Prioritäten gesetzt und nicht das eigene Leben gelebt zu haben. Viele spüren spätestens dann, dass die wichtigsten Dinge im Leben für Geld nicht zu haben sind.

Für Dinge, die man gerne macht, braucht man weder eine Motivierung von außen, noch von innen, wie anerzogene Verhaltensmuster oder ein schlechtes Gewissen. Kommt wahre Motivation aus einem selbst, macht man die Dinge meist auch so gut, dass Erfolg erfolgt, weshalb er auch so genannt wird. Man weilt im Jetzt und konzentriert sich auf die Sache, anstatt von den erhofften Früchten des Tuns zu träumen. Erfolg sollte daher nur das Resultat, nicht aber das Ziel unserer Bemühungen sein. Ich nenne dies den Forrest Gump-Effekt: Ohne ein Ziel vor Augen, gelingt ihm alles. Wir sollten tun, was wir tun, weil wir Lust dazu haben. Nicht primär wegen des Geldes, des Ruhms oder anderer äußerer Reize. Ansonsten passiert, was passieren muss. Da diese Reize sich verbrauchen, müssen sie ständig gesteigert werden, um reizvoll zu bleiben. So beginnt die Gier.

Freie Selbstverwirklichung ist aber ebenso eine Illusion. Um zu überleben, müssen wir ständig Kompromisse eingehen. Trotzdem sollten wir in unseren Entscheidungen nicht völlig fremdbestimmt sein. Beispielsweise sind die Zeiten, in denen die Eltern über die Berufe ihrer Kinder entschieden, glücklicherweise vorbei. Aber trotzdem sind wir auch heute nicht frei in unserer Wahl, da wir in einer Gesellschaft leben, die einen Beruf über den anderen stellt. Hoffnung auf Prestige, Macht und Geld führen oft zu Berufsentscheidungen, die wir langfristig vielleicht bereuen. Es ist sicherlich nicht leicht, herauszufinden und zu unterscheiden, was innere Motive, unsere Talente und Neigungen sind, und was durch eine aufgesetzte Motivierung von außen zur Triebfeder des Handelns wird. Wir müssen durch Selbstreflexion herausfinden, wozu uns unsere Kultur erzogen hat und was uns selbst bewegt. Indem wir in uns hineinhören, können wir vielleicht erkennen, dass es für uns begeisternde Dinge gibt, die wir nicht erst erfahren dürfen, wenn wir irgendwann genügend Geld haben. Das darf in unserer Kultur sowieso nicht sein und wird daher auch niemals eintreten – weshalb wir auch niemals genug haben.

Würden zum Beispiel nicht nur talentierte Jugendliche im Sport (mit Aussicht auf Ruhm und Geld) gefördert, hätte eine wesentlich größere Zahl Spaß an der Bewegung. Sie steckt schließlich in unseren Genen. Viele von uns werden durch dieses System von Motivierung respektive Demotivierung in ein bewegungsarmes Leben manövriert. Aber auch viele der mit Aussicht auf Geld und Ruhm zur Bewegung Motivierten verlieren auf lange Sicht die Lust daran: Oft folgt dem Karriereende chronischer Bewegungsmangel. Eine folgenschwere Körperfülle stellt sich ein. Aus der ursprünglichen Freude an der Bewegung war Beruf geworden. Das ursprüngliche Motiv ging verloren, wurde durch äußere Anreize ersetzt. „Motivierung zerstört die Motivation", stellt Reinhard K. Sprenger in seinem Buch „Mythos Motivation" dazu fest: Wenn man nach aufgesetzten Zielen strebt, ist keine innere Befriedigung erreichbar. Es kann sich sogar das Gegenteil einstellen. Eine Figur in Ephraim Kishons Roman „Kein Applaus für Podmanitzki" antwortet auf die Frage, wie er die Psyche eines ihm verhassten Schauspielers zerstört habe: „Mit Lob!" Er lobte ihn, egal wie schlecht dessen Darbietung war, bis der Schauspieler nur noch für ihn auf der Bühne stand. Spätestens zu diesem Zeitpunkt war er ihm hoffnungslos ausgeliefert. Als das Lob weniger wurde und schließlich ausblieb, brach Podmanitzki zusammen.

Gesundheit und ein langes Leben stehen ganz oben auf der Wunschliste nahezu aller Menschen. Da wundert es einen schon, warum wir eigentlich so wenig dafür tun. Wurde auch hier das innere Motiv ersetzt durch eine äußere Motivierung? Erkennen wir erst einmal die evolutionären Mechanismen unserer kulturellen Entwicklung, wird das Paradox verständlicher: Die effizienteste Vermehrung von Information findet in einer konsumgesteuerten Kultur statt. Die propagierte Gesundheit muss über den Konsum erreicht werden. Das ist grotesk: Aus dem Erleben der Natur wird eine Laufbandübung mit TV und Werbespots, aus einem Apfel der Vitamindrink mit Nahrungsergänzungsmitteln. Kein Wunder, dass dabei die inneren Motive und so der Spaß an Bewegung und gutem Essen verloren gehen.

Jeder Versuch einer Änderung unserer Lebenseinstellung stellt uns vor eine persönliche und auch eine zwischenmenschliche Hürde, die beide nur sehr schwer zu überwinden sind. Wenn wir uns auf das besinnen, was uns wirklich wichtig ist und hinterfragen, was uns unsere Gesellschaft als erstrebenswert vorgaukelt, haben wir einen ersten Schritt getan. Dann erkennen wir leicht, wie wir ständig wie Marionetten gesteuert werden. Durch ein antrainiertes, reflexhaftes Hinterfragen werden wir jedoch mehr und mehr allergisch auf unbewusste Manipulationen und Prägungen, die unser Verhalten bestimmen und beschränken. Selbst wenn wir es nicht immer benennen können, spüren wir, wenn etwas nicht stimmt.

Gefangen im Status quo

Wir sind ein Produkt unseres genetischen und geistigen Erbes. Letzteres erzieht uns meist zu blindem Glauben. Schon als Kinder sind wir Opfer des memetischen Zeitgeists und dadurch chancenlos. Und das sind wir noch für sehr lange Zeit, möglicherweise ein Leben lang. Es sei denn, wir bringen den Mut auf, Fragen zu stellen. Wenn wir uns den natürlichen Wunsch erfüllen wollen, möglichst lange möglichst gesund zu leben, sollten wir mit der Umsetzung sofort beginnen. Dabei ist es notwendig, unser bisheriges Leben als einen Schatz an Erfahrungen zu akzeptieren. Änderung benötigt aber ebenso eine gehörige Portion Selbstbewusstsein, da wir von unserem Umfeld auf vielfältige Weise abhängig sind. Dieses hat sich ein Bild von uns gemacht, das uns prägt und festhält und sich nur schwer ändern lässt. So wie wir vorab uns selbst ein Bild machen, Visualisierung benötigen, um unser Ziel zu erreichen, so müssen wir auch unserem Umfeld ein neues Bild liefern.

Nicht nur wir selbst halten uns davon ab, einem drohenden Herzinfarkt, einer Depression oder einer Alzheimer-Krankheit buchstäblich davonzulaufen. Auch unsere besten Freunde und unsere Familie tun das! Sobald wir nämlich versuchen, unser Leben zu ändern, stellen wir nicht nur unser eigenes Leben in Frage, sondern auch unweigerlich das Bild, das man von uns hat. Das reflektiert nicht nur uns, sondern auch unser Umfeld, das sich dadurch, wie durch einen vorgehaltenen Spiegel, kritisiert fühlt. Änderungen gehen immer in alle Richtungen: Wir sind mit allem verwoben. Nirgends wird es so deutlich wie im sozialen Umfeld.

Wir können den Zeitpunkt in der Regel selbst wählen, zu dem wir unser eigenes Bild von uns verändern. Den anderen werden jedoch das neue Bild und auch der Zeitpunkt aufgezwungen. Das bleibt oft nicht unbestraft und äußert sich im Ausbleiben von Anerkennung oder sogar in der Kündigung der Freundschaft. Wenn der gewohnte Applaus plötzlich ausbleibt, geht es uns wie Podmanitzki. Es sei denn, wir sind darauf vorbereitet, weil wir das Spiel durchschauen: Unser ständiger Bedarf an Bestätigung liegt darin begründet, dass wir noch auf infantile Erziehungsmuster konditioniert sind. Wenn wir allerdings das tun, wovon wir zutiefst überzeugt sind, sollten wir auch ohne Aussicht auf Applaus und stattdessen mit Selbstbewusstsein zu Werke gehen. Wer motiviert ist, benötigt keine Motivierung durch andere!

Motivation – woher nehmen?

Es ist unmöglich, sämtliche Motive zu ergründen, die uns zum Handeln bewegen. Nur den kleinsten Teil können wir uns überhaupt bewusst machen. Wir sind mit lebenswichtigen Trieben ausgestattet. Selbsterhaltung und Fortpflanzung sind die beiden wichtigsten davon. Wenn ich Hunger habe, esse ich. Dazu brauche ich keine Motivierung. Doch seit unsere Nahrung ein Industrieprodukt ist, das vermarktet werden muss, wird die Motivierung durch die Werbung geliefert. Sie sagt uns, wann wir was zu essen haben und welche Gefühle sich dabei einzustellen haben. Selbst die an und für sich natürliche Bewegung wird als Produkt mit vielen wohlklingenden Namen wie Body Shaping, Aerobic oder Power Yoga vermarktet. Gut portioniert und stundenweise verpackt wird sie zur Ware. Das bleibt nicht ohne Konsequenzen für unser Denken: Wir können das, was eigentlich natürlich wäre, nicht mehr von dem unterscheiden, was uns aufgedrängt wird.

Da wir ständig mehr oder weniger subversiv manipuliert werden, reagieren wir allergisch auf jede *offensichtliche* Manipulation. So gibt es wenige Menschen, die mit dem Rauchen aufgehört haben, nur weil man ihnen ein Foto einer geteerten, krebszerfressenen Lunge gezeigt hat. Schlechte Prognosen ersetzen nicht die innere Motivation. Im Gegenteil, diese Hinweise auf Statistiken kommen de facto einer externen Motivierung gleich – jedoch einer mit negativem Reiz, einer Drohung, die dann in der Regel genau das Gegenteil bewirkt.

Wenn wir uns gesund ernähren, fühlen wir uns einfach besser. Das gilt auch, wenn wir uns bewegen, machbare Ziele vor uns sehen, uns mit Freunden unterhalten oder einfach die Zeit alleine genießen. Nur wenn wir etwas aus einer inneren, natürlichen Bereitschaft heraus tun, ist es echt und dann besteht sogar die Chance, dass wir andere anstecken. Denken wir an die Mäuse, die trotz genetischer Veranlagung dem drohenden Alzheimer davonlaufen – und zwar dann mit dem besten Effekt, wenn sie das ohne Zwang tun!

Es ist nie zu spät, ein Apfelbäumchen zu pflanzen, schon allein aus Verantwortung für die Nachwelt. Auch diese Fremdverantwortung kann unsere Motivation zur Selbstverantwortung generieren. Schließlich sind wir darauf ausgelegt, unser Erbe zu schützen. Wahre Motivation, die von Dauer ist, kommt von innen und ist daher auch immer individuell. Auch die Gesellschaft würde sich ändern, wenn wir alle unsere natürlichen Bedürfnisse wiederentdeckten. Wenn Einzelne zu rauchen aufhörten, gäbe es keine Tabakindustrie mehr – wenn es am Ende *jeder* Einzelne täte. Wenn wir nur noch umweltfreundliche Verkehsrmittel nutzen würden, fände auch hier ein wirtschaftspolitisches Umdenken statt, ganz ohne Lobby. Wir haben Macht, auch wenn wir nur individuell handeln.

Wahre Motivation kommt von innen, niemals von außen, egal, wie schön verpackt die Verlockungen angeboten werden. Zufriedenheit können wir nur erreichen, wenn wir lernen, unsere inneren Motive zu finden und ihnen zu folgen. Wir tragen die Verantwortung für die Zukunft in uns. Es ist zum einen unser genetisches Erbe, das das Lebensprinzip gleich einem Band der Verantwortung seit vielen Jahrmilliarden von Generation zu Generation weiter knüpft. Zum anderen geben wir unser kulturelles

Erbe weiter, das wir jedoch interpretieren und verändern können und auch sollten, wenn es uns mit jeder weiteren Generation mehr und mehr schadet. Es fällt uns immer schwerer, die inneren Motive für ein selbstverantwortliches Denken und Handeln zu erkennen: Unsere Biologie und unsere Kultur sind nicht mehr in Balance. Die Ideologie unserer Zeit korrumpiert die Elemente der Methusalem-Formel, wir werden manipuliert, spüren, dass etwas nicht stimmt, finden aber keinen Weg aus dem Dilemma. Die Formelelemente repräsentieren grundlegende Bedürfnisse und damit auch natürliche Motive für unser Tun. Die Freude, die wir bei Bewegung empfinden können und der Genuss bewussten Atmens sind unbezahlbar. Wahre Motive lassen sich auch daran erkennen, dass man ihre Inhalte nicht mit Geld aufwiegen kann. Das gilt ganz offensichtlich auch für unsere Gesundheit oder ein erfülltes Leben.

Die bloße Warnung, dass Tod oder Krankheit drohen, wenn wir unseren Lebensstil nicht ändern, ist zum Scheitern verurteilt. Diese Motivierung kommt von außen, baut auf einer Drohung auf, schafft keine innere Befriedigung und wird letzten Endes auch als Manipulation empfunden. Fremdbestimmtheit, wenn man sie als solche erkennt, ist ein starker Demotivator (weshalb Werbebotschaften immer versuchen, nur das Unterbewusstsein zu manipulieren). Man würde vielleicht kurzfristig – dem eigenen Verstand oder dem gut gemeinten Druck folgend – einer negativen Situation ausweichen, aber noch nicht notwendigerweise einem inneren Motiv folgen, also nicht dem Bedürfnis nach guter Ernährung, regelmäßiger Bewegung, wahren Beziehungen und wertvollen Lebensaufgaben. Anstatt etwas zu vermeiden, was einem von außen aufgetragen wird, ist es langfristig besser, etwas zu tun, das sich von innen heraus richtig anfühlt.

TEIL 4:

Die Methusalem-Strategie im Zeitraffer

Du musst nicht siegen, um zu gewinnen.
Mein Mantra beim RAAM 2010

Eine Frage der Motivation?

Die Warum-Frage ist die wichtigste, wenn man beim Race Across America (RAAM) an den Start geht. Bei außergewöhnlichen Herausforderungen drängt sie sich geradezu auf – und die Antwort auf sie muss überzeugend sein: Mit einem falschen Motiv wäre man zum Scheitern verurteilt.

Beim RAAM müssen die Teilnehmer in maximal 12 Tagen mit dem Rennrad Nordamerika von der West- bis zur Ostküste im Alleingang durchqueren – etwa 4.800 Kilometer durch extrem heiße Wüsten, teils öde Prärien und über die eisigen Pässe der Rocky Mountains. Es gilt aus verschiedenen Gründen als das schwerste Ausdauerrennen weltweit. Jeder Teilnehmer hat seine eigenen, ganz individuellen Gründe, sich dieser vermeintlichen Tortur zu unterziehen. Meist geht es darum, persönliche Grenzen auszuloten und den Horizont zu erweitern, ein Wunsch, der in uns allen steckt und die uns Menschen zu einer dominierenden Spezies werden ließ. Um das RAAM bestehen zu können, muss es für einen längeren Zeitraum zu einer Lebensaufgabe werden: Viele Jahre der Vorbereitung sind zu absolvieren. Damit ist das zentrale Element der Methusalem-Formel erfüllt. Aber auch alle anderen Elemente sind von Bedeutung. Das RAAM wird damit zu einer Metapher für das Leben, insbesondere, wenn man eine an unsere Natur angepasste Strategie verfolgt.

Die meisten Teilnehmer verfolgen jedoch eine Strategie, die sie unweigerlich körperlich und mental in einen gefährlichen Grenzbereich befördert.

Sie ist verantwortlich für die hohe Rate von 50 Prozent an Rennfahrern, die an der Herausforderung scheitern – trotz intensiver Vorbereitung und außergewöhnlicher Fitness. Sie gehen in die Statistik des Rennens als so genannte DNFs ein, als Did Not Finish. Der Mythos des Rennens beruht unter anderem auf dieser enorm hohen DNF-Rate. Deshalb geht es allen Fahrern zunächst darum (auch den wenigen, die um den Sieg fahren), das Ziel zu erreichen. Es ist wie im normalen Leben: Ein DNF ist wie ein zu früher Tod. Dies zu vermeiden war mein Ziel. Außerdem wollte ich nicht leiden, auch wenn dies bisher als unvermeidbarer Teil einer RAAM-Teilnahme galt und letztendlich auch den Mythos des RAAM begründete.

Mir wurde schon in der Vorbereitung bewusst, dass die Balance zwischen allen Formelelementen wichtig für den Ausgang des Rennens sein würde. Ich machte das RAAM zum Selbstexperiment. Es wurde 2008 wissenschaftlich dokumentiert und 2010 wiederholt. Ziel war die Umsetzung der Methusalem-Formel in eine ganzheitliche Rennstrategie. Die strategische Umsetzung der Formel führte zu einem ungewöhnlichen Verlauf meines Rennens. Die Süddeutsche Zeitung betitelte ihren Bericht darüber mit der Frage: „Den Mythos zerstört?“

Als ich im Jahr 2008 zum ersten Mal am RAAM teilnahm, faszinierte mich vor allem die Vorstellung, einen ganzen Kontinent aus eigener Kraft gewissermaßen sportlich zu erobern. Am spannendsten war aber die mentale Herausforderung. Sie entscheidet nach Aussage von Veteranen des Rennens und ihrer Betreuer zu neunzig Prozent über den Erfolg. Unter dem Mentalen verstand ich aber nicht die Fähigkeit, Leiden zu ertragen und den inneren Schweinehund zu überwinden, sondern meine Strategie akribisch zu planen und umzusetzen. Das RAAM wurde zur Managementaufgabe. Ich fragte mich nicht, wie ich das Ziel auf der anderen Seite des Kontinents erreichen konnte. Meine Frage war vielmehr: Wie kann ich alles vermeiden, was mich daran hindern könnte, im Ziel anzukommen? Warum scheitern so viele Teilnehmer? Wie kann ich ihre Fehler vermeiden?

Basis meiner Strategieentwicklung war daher die detaillierte Analyse aller bisherigen DNF-Gründe. Am Ende stellte ich auch die Basis der fast 30-jährigen Tradition des Rennens in Frage, die klassische Rennstrategie. Die Parallele zum normalen Leben und Sterben wurde für mich offensichtlich: Ist nicht auch unsere gesamte Lebensstrategie, die wir kulturell in die Wiege gelegt bekommen, in Frage zu stellen? Stellen nicht auch die Zivilisationskrankheiten, die unser Leben verkürzen, eine Art DNF-Grund dar, oft mit Leiden assoziiert? Das RAAM wurde für mich zum Lebenstest im Zeitraffer.

Tradition: Memetik versus Genetik

Wie beim Schälen einer Zwiebel kommt man mit der Warum-Frage dem Kern eines Problems und der Lösung immer näher, je weiter man Schicht für Schicht abträgt. Bei meiner Analyse der RAAMs fand ich oberflächlich betrachtet hunderte von individuellen DNF-Gründen: orthopädische Beschwerden, Stoffwechselprobleme, Infektionen der Atemwege und vieles mehr. So auch Unfälle infolge Schlafmangels mit tödlichen Folgen. Ich bin aber nicht auf dieser Ebene der Analyse stehengeblieben. Sonst hätte ich nur taktisch auf Probleme reagiert, anstatt strategisch zu agieren.

Geht man jedoch in der Fehleranalyse einen Level tiefer, trägt man quasi eine weitere Schicht ab, so findet sich fast immer eine mentale Ursache hinter diesen zunächst offensichtlichen Gründen. Denn was immer den einen Rennfahrer hat aufgeben lassen, ein anderer hätte das Ziel damit vielleicht dennoch erreicht. Am Ende scheint sich alles auf eine Frage zu reduzieren: Ist meine Motivation stark genug? Diese Frage stellt sich wohl jeder Teilnehmer. Mentales Training, Autosuggestion und Hypnose wurden deshalb schon probiert.

Es gibt aber noch eine tieferliegende Erklärung für die hohe DNF-Rate: Es ist die Rennstrategie, die klassische Rennkultur des RAAM, wenn man so will. Das Rennen weist Parallelen zu unserer kulturellen Entwicklung auf. Es entstand aus einer memetischen Entwicklung, die sich von unserem genetischen Erbe löste, auf Kosten der körperlichen Unversehrtheit, basierend auf dem Gedanken, gewinnen zu können, wenn man den Schlaf auf das Äußerste minimiert. Sicher: Das klingt etwas abstrakt, aber die DNF-Analysen beim RAAM wie auch die Ursachenforschung bezüglich der „DNF-Gründe" im normalen Leben, also der tödlichen Zivilisationskrankheiten, machen eines offensichtlich: Der Mensch ist bereit, für das Erreichen eines Ziels körperliche

Schädigungen in Kauf zu nehmen. Und auch der Lösungsweg, ein DNF zu vermeiden, scheint vom RAAM auf das normale Leben übertragbar zu sein. Denn alle Formelelemente, wie auch im übertragenen Sinne ihre RAAM-spezifischen Inhalte, sind für den Erhalt langfristiger Gesundheit relevant.

Als die ersten Fahrrad-Pioniere Ende des 19. Jahrhunderts den nordamerikanischen Kontinent auf einem Hochrad durchquerten, taten sie dies noch weitgehend im Einklang mit der Natur. Sie fuhren am Tag und schliefen in der Nacht, Belastung und Regeneration waren ausgewogen. Das änderte sich, als im Jahr 1982 unter dem Namen „Great American Bike Race" das erste RAAM ausgetragen wurde. Die Kontrahenten versuchten, sich vor allem an einem Verzicht auf Schlafpausen zu überbieten. Damit begründete der damalige Sieger eine Rennstrategie, mit der seither nur die Leidensfähigsten unter den Extremsportlern triumphieren. In einem Zeitraum von etwa neun Tagen fahren die Schnellsten täglich bis zu 600 Kilometer und gönnen sich dabei nur je eine Stunde Schlaf. Ein Wahnsinn: Paranoia-Anfälle und ebenso gefährlicher Sekundenschlaf werden infolge chronischen Schlafmangels und Überanstrengung zur Regel.

Die klassische Rennstrategie ist simpel: Fahre so lange es geht, schlafe so kurz wie möglich. Sämtliche DNF-Gründe lassen sich darauf zurückführen, dass sich die RAAM-Fahrer wider ihre Natur verhalten.

Es ist zwar ein natürliches Bedürfnis, seine Grenzen auszuloten, man sollte dennoch das Regenerationsbedürfnis nicht vernachlässigen. Betrachtet man die Teilnehmer beim RAAM vor dem Hintergrund der Methusalem-Formel, dann ist die hohe DNF-Rate ein Zeichen dafür, dass die Mehrheit ihr Leistungspotenzial nicht voll ausschöpft. Ohne Ausgewogenheit gleicht das RAAM einem Drahtseilakt ohne Sicherheit gebende Stange. Einige erreichen das Ziel mit viel Glück, doch ebenso viele fallen herunter und damit aus dem Rennen.

Das Kernproblem liegt in einer Strategie, die in ihrem Wesen zutiefst durch die westliche Maxime geprägt ist: Nur jemand, so scheint es, der etwas über das natürliche Maß hinaus leisten kann, kann siegen beziehungsweise erreicht das Ziel. Aber der Spaß am Naturerlebnis und am meditativen Charakter des Erlebens und der Bewegung ist dabei nur noch selten vorhanden, viele fahren mit Schmerzen und werden geplagt von Schlafattacken und paranoiden Anfällen. Ich bin beim RAAM 2008 angetreten, um selbst zu erfahren, ob man durch die Einhaltung einer natürlichen Balance eine außerordentliche Leistung erbringen und dabei noch eine Menge Spaß haben kann.

Das RAAM mit der Methusalem-Strategie

Ich wollte nichts weniger tun, als das RAAM als Jäger und Sammler zu bestreiten! Dafür bereitete ich mich jahrelang vor. Das musste ich auch. Als ich sechs Jahre vor der ersten Teilnahme beim RAAM meine erste Trainingsfahrt unternahm, hatte ich 20 Kilogramm Übergewicht und musste nach den ersten 30 Kilometern erschöpft absteigen. Ein langer Weg lag vor mir: Als Familienvater und Leiter eines Biotechnologie-Unternehmens brauchte ich das Verständnis von vielen. Ich konnte meine Frau, unsere Kinder und sogar den Aufsichtsrat meiner Firma davon überzeugen, dass das Vorhaben mir nicht schaden, sondern sogar nützen würde. So wurde das Training zu meiner kreativsten Zeit, das RAAM dabei zum Zwischenziel bei der Umsetzung einer neuen Lebensstrategie, die für mich zunächst nur ein simples Motto hatte: Vorbeugung statt Therapie.

Lebensziele: Das RAAM als Paradigma

Unsere Persönlichkeit entwickelt sich aus den vielen einzelnen Herausforderungen, die wir uns stellen und die uns gestellt werden (wobei hierbei nicht unbedingt ein Unterschied besteht) und den Erfahrungen, die wir aus ihnen ziehen. Wir wachsen, wenn wir sie bewusst annehmen, oder wir scheitern an ihnen. Letzteres allerdings nur, wenn wir nicht durch Selbstreflexion aus den gemachten Erfahrungen einen Nutzen ziehen. Je extremer die Herausforderung, umso spürbarer sind die Erfahrungen, die wir dabei machen. Dies schon alleine deshalb, weil Außergewöhnliches uns dazu animiert, unsere Motive zu ergründen. So sagen Veteranen des Rennens zurecht: Das RAAM ist wie ein Tor. Wer hineinfährt, kommt verändert heraus.

Beim Race Across America kann man viel über die Art und Weise lernen, wie wir mit unserem Leben umgehen und welche Konsequenzen unsere Vorstellungen und Erwartungen haben. Eine sich selbst erfüllende Prophezeiung erlebte ich bei einem RAAM-Fahrer, der aus der Sorge heraus, gegen Ende des Rennens in den steilen Appalachen nicht mehr im Zeitrahmen zu bleiben, am Anfang sehr schnell fuhr. Die logische Folge: Er war vorzeitig erschöpft, wurde immer langsamer und gab das Rennen wenige Tage später auf. Damit hatte er durch sein Handeln das herbeigeführt, was er durch eben dieses vermeiden wollte. Die Parallelen sind offensichtlich: Wir packen zu viel Stress und Aktionismus in die frühen Jahre unseres Lebens, aus Angst, im Alter nicht mehr leistungsfähig zu sein. Stress und Hektik in frühen Berufsjahren legen den Grundstein für ein vorzeitiges Altern und ein Nichterreichen langfristiger Lebensziele.

Eine weitere Gemeinsamkeit liegt in der Wichtigkeit, sich auf den Moment zu konzentrieren. Auch im normalen Leben tun wir dies zu selten, obwohl es wünschenswert wäre, denn schließlich existieren wir nur im Hier und Jetzt. Beim RAAM stellt dieses Denken eine Notwendigkeit dar, will man das Ziel erreichen. Die extreme Distanz ist mit dem geistigen Auge nicht zu überblicken. Lebte man nur in der Zukunft, ständig die Unfassbarkeit des vor einem liegenden Weges vor Augen, würde das Ziel beim RAAM unerreichbar erscheinen – und damit wäre es dies dann auch: Wenn wir glauben, etwas nicht zu schaffen, behalten wir meistens Recht. Umgekehrt gilt jedoch dasselbe. Und so wie sich auch das tägliche Leben in unzähligen Momenten aneinanderreiht, folgt auch beim RAAM eine Pedalumdrehung der anderen. Im Hier und Jetzt verliert der Raum seine unvorstellbare Größe und die Zeit ihre Dimension. Nur so wird eine unmöglich erscheinende Herausforderung machbar.

Hierfür ist, wie für alle unsere Handlungen, auch die Motivation von Bedeutung. Das Motiv, solch eine Herausforderung zu meistern, muss, wenn es bis zum Ziel Bestand haben soll, von innen kommen. Jegliche Motivierung, wie Platzierung, Ruhm und Ehre, die ich mir insgeheim vor dem Start zurechtgelegt hatte, kam von außen, war künstlich und hatte keinen Bestand. Nichts davon hätte mich ins Ziel bringen können.

Schlaf: Elementar für den mentalen Ausgleich

Schlaf wurde ein wesentliches Element meiner Rennstrategie, im Gegensatz zum Schlafmangel, den meine Konkurrenten zelebrierten. Wir benötigen den Schlaf, um uns zu regenerieren, er ist lebensnotwendig. Unser Stoffwechsel wechselt von katabol zu anabol, unser Körper repariert sich. Im Schlaf verarbeiten wir die Erlebnisse des Tages. Trainingseffekte sind ohne Schlaf nicht möglich. So schlief ich, im Gegensatz zu der einen Stunde, die sich die anderen RAAM-Teilnehmer gönnten, vier bis sechs Stunden nachts und etwa eine Stunde nachmittags. Durch die Balance zwischen allen Elementen der Methusalem-Formel verbesserten sich mit Fortdauer des Rennens sogar meine Leistungswerte, ein Trainingseffekt setzte ein. Dies war unerhört für ein Rennen, bei dem die körperliche und mentale Erschöpfung beim Erreichen der Ziellinie (und möglichst erst da!) zur traditionellen Rennstrategie gehört. Während meine Konkurrenten immer langsamer wurden, hielt ich mein mittleres Anfangstempo bis ins Ziel. So war mein Ankommen nie wirklich gefährdet.

Ernährung: Die Paläodiät des modernen Ausdauersportlers

Die Ernährung spielt bei einer Herausforderung wie dem RAAM eine ebenso wichtige Rolle wie im täglichen Leben. Allerdings werden Fehler früher entlarvt und kommen nicht erst Jahre später ans Licht, denn schließlich geschieht alles im Zeitraffer. So ist der tägliche Kalorienbedarf beim RAAM etwa fünfmal höher als im normalen Leben. Aufgrund des stark erhöhten Stoffwechsels und der körperlichen Belastung müssen auch Antioxidantien in größerer Menge zugeführt werden. Viel Obst und Gemüse bedeuten auch eine erhöhte Zufuhr an Ballaststoffen. Es gibt jedoch ein Limit unseres Verdauungssystems. Um frisches Obst und Gemüse weitgehend von Ballaststoffen zu befreien, presste meine Frau täglich Saft. So konnte ich die bioaktiven Substanzen in ausreichender Menge trinken, völlig ohne Verdauungsprobleme. Gekühlter Grüner Tee, angereichert mit Salzen, war ebenso wichtig wie die abendliche Dosis an Nüssen, die reich an Kalorien aus guten Fetten sind. Während der Fahrt trank ich kohlenhydratreiche Getränke. Eines enthielt Kurkuma; die Wurzel dieses Ingwergewächses ist Bestandteil des Currys und enthält hochpotente Antioxidantien.

Solange die Muskeln arbeiteten, waren etwa 500 Kalorien pro Stunde durch kohlenhydratreiche Ernährung ideal und keine Belastung für den Stoffwechsel. Durch die langen Schlaf- und Erholungspausen regenerierte ich immer völlig, trotz der täglichen etwa 440 Kilometer. Das RAAM war auf diese Weise sehr gut machbar. Völlig ohne Medikamente und ohne Infusionen, entgegen aller Vorhersagen RAAM-erfahrener Ärzte.

Team: Einer für alle, alle für einen!

Wenn man ein Geschichtsbuch öffnet, werden immer nur einzelne Namen in Verbindung mit großen Ereignissen und Leistungen genannt. Diese Namen stehen nur stellvertretend für jene, die als Team gemeinsam zum Erfolg beitrugen. So sagte Isaac Newton, der bahnbrechende physikalische Thesen formulierte: „Wenn ich weiter sehen konnte, so deshalb, weil ich auf den Schultern von Giganten stand."

Die Pioniertaten früherer RAAM-Teilnehmer, vor allem ihr Scheitern, trugen dazu bei, dass ich meine alternative Strategie entwickeln und umsetzen konnte. Ich orientierte mich in meinen Analysen nicht an den Siegern, die vielleicht nur mit großem Glück bei ihrer extremen Vorgehensweise das Ziel erreichten, sondern an den Verlierern, deren DNF-Gründe ich zu vermeiden versuchte.

In den Ergebnislisten werden leider nur die Fahrer mit Namen genannt, nie das Team. Aber das Ziel wäre ohne die Aufopferung der Betreuer und ihre Kameradschaft beim RAAM nicht erreichbar. Bei meiner zweiten Teilnahme betreuten mich auch meine drei Kinder. Ich fuhr hauptsächlich für sie, es war mir ein inneres Bedürfnis, mein primäres Motiv. Ich wollte mit meinen Kindern gemeinsam „erfahren", was machbar ist, wenn man zusammen an einem Strang zieht. Ich bin mir heute sicher, dieses Erlebnis hat auch ihr Leben verändert.

Wie wichtig das Team ist, erkennt man aber vor allem dann, wenn es nicht funktioniert. Es ist kein Wunder, dass Unstimmigkeiten im Team, aufgrund der hohen Strapazen, sehr häufig als DNF-Grund genannt werden. Die Parallele zum täglichen Leben ist auch hier offensichtlich.

Bewegung: In der Ruhe liegt die Kraft

In den ersten Stunden des Rennens überholten mich alle Teilnehmer, die im Zweiminutentakt nach mir gestartet waren. Nach wenigen Tagen fing ich an, das weite Feld der einzelnen Fahrer von hinten aufzurollen. Nicht weil ich schneller fuhr, sondern weil meine Mitstreiter – ich nannte sie dankbar Motivatoren – mit Fortgang des Rennens immer langsamer wurden. Sie überholten mich anfangs immer wieder nachts, während meiner langen Schlafpausen. Mein Tempo war mäßig, aber konstant. Das Vermeiden zu hoher Belastung war Teil meiner Strategie. „Gelassenheit" wurde zum Mantra meiner ersten RAAM-Teilnahme. „Du musst nicht siegen, um zu gewinnen" zu dem meiner zweiten.

Zeit: Schneller mit Gelassenheit

Das RAAM ist ein Rennen, das darf man nicht vergessen. Die Zeit spielt eine essentielle Rolle. Wer in zwölf Tagen das Ziel nicht erreicht, gilt als DNF. Paradoxerweise steigt jedoch die Wahrscheinlichkeit, das Ziel zu erreichen, wenn man sich Zeit nimmt: Zeit für genügend Schlaf, für ein mäßiges, aber auch gleichmäßiges Tempo und für den Moment. Achtsamkeit entscheidet zum Beispiel darüber, ob man in eine Glasscherbe fährt, oder ob man regelmäßig genügend trinkt. Ich hatte keinen einzigen platten Reifen und kam auch ohne Infusionen durch das gesamte Rennen. Zwei Mal. Würden wir den nur scheinbar unendlichen Momenten unseres täglichen Lebens ebenso viel Beachtung schenken, wie es beim RAAM eine Notwendigkeit ist, anstatt fälschlicherweise davon auszugehen, dass dafür irgendwann einmal Zeit sein wird, wäre unser Erleben intensiver. Unsere Lebenszeit würde sich verlängern und qualitativ gewinnen.

Ein regenerativer Schlaf ist während des RAAM nur dann möglich, wenn es einem gelingt, das Renngeschehen auszublenden: „Was heute nicht ist, ist morgen" ist eine ganz wichtige Einstellung, die auch im normalen Leben hilft. Wie oft schlafen wir schlecht, weil wir am nächsten Tag vor einer wichtigen Aufgabe stehen? Aber das nächtliche Grübeln nützt uns nichts, es schadet uns nur. Und ohne ausreichende Erholung ist die anstehende Aufgabe dann noch schwieriger zu lösen. Die anderen Fahrer radelten weiter, als ich mich schlafen legte. Hätte ich mir darüber Gedanken gemacht, wäre meine Strategie gescheitert: Ich hätte nicht schlafen können. Der so provozierte Stress hätte mir in vielerlei Hinsicht geschadet. Eine Schwächung des Immunsystems und eine schlechte Regeneration wären sicher die Folgen gewesen. Dies sind nicht selten die Ursachen für ein DNF, und dies nicht nur beim RAAM.

Als ich das RAAM zum zweiten Mal fuhr, spürte ich schon nach wenigen Tagen, welche Nachteile eine Rennplanung hat, die vom Idealfall ausgeht. Der Rückenwind, der mich zwei Jahre zuvor ins Ziel getrieben hatte, war zum Gegenwind geworden. Meine Marschtabelle basierte aber auf denselben guten Wetterbedingungen. Die Folgen ließen nicht lange auf sich warten: Ich hatte Stress, körperlich wie mental. Körperlich, weil ich gegen den Wind kämpfte, und mental, weil ich meine Vorgaben erfüllen wollte. Nach wenigen Tagen gelangte ich an einen Punkt, an dem auch ich mich zu einem DNF-Kandidaten entwickelte. Erst ein Rückbesinnen auf Ursache und Wirkung, ein Akzeptieren der neuen Situation, die Gestaltung des weiteren Rennens im Einklang mit meiner Natur und mein Mantra halfen mir dabei, das Rennen erfolgreich zu fahren. Obwohl die Bedingungen so viel schwieriger waren und sogar sechzig Prozent der anderen Fahrer vorzeitig aufgaben, benötigte ich nur zwei Stunden mehr als zwei Jahre zuvor und war am Ende ebenso entspannt.

Bei meiner ersten RAAM-Teilnahme erreichte ich nach 10 Tagen und 23 Stunden das Ziel als Siebter von insgesamt 27 Solostartern. Aber das war für mich nebensächlich. Interessanter war die Art, wie ich das Rennen bewältigt hatte: Die Rennleitung konnte kaum glauben, dass ich das RAAM wirklich selbst fuhr, da ich immer so frisch wirkte. Ich wurde nach wenigen Tagen zum am schärfsten kontrollierten Fahrer. Der ehemalige zweifache Sieger des Rennens und Reporter beim RAAM 2008, Danny Chew, veröffentlichte später auf seiner Webseite, dass ich in seinen Augen von allen RAAM-Teilnehmern den muntersten und glücklichsten Eindruck gemacht hätte. Dabei stellte ich mit Pausen von insgesamt etwa 91 Stunden einen neuen Rekord in der Geschichte des Race Across America auf.

Die Französin Jeanne Calment wurde 122 Jahre alt, obwohl sie bis ins hohe Alter Zigaretten rauchte. Ausnahmen gibt es immer, ihr Verhalten kann aber nicht die Maxime unseres Handelns sein. Denn auch beim RAAM erreichen einige trotz ungesunder Rennstrategie das Ziel, meist jedoch unter erheblichem Leiden. Ein Teilnehmer, der bei seiner ersten Teilnahme aufgrund der zuvor beschriebenen, selbsterfüllenden Prophezeiung scheitere, hatte im darauffolgenden Jahr mit der auf ihn angepassten Methusalem-Strategie Erfolg. Er wollte allerdings auch „nur" das Ziel erreichen. Der österreichische Langstreckenweltmeister und Titel-Aspirant Christoph Strasser musste im selben Jahr wegen einer Lungenentzündung aufgeben. Nach seiner eigenen Einschätzung war der Grund dafür, dass er sich nicht ausreichend regenerierte und so sein Immunsystem überforderte. Er schrieb mir später:

„Deine Herangehensweise ist wirklich inspirierend, ich (…) wollte dir mal persönlich zu deinem Mut gratulieren, dem Mut, das RAAM so ganz anders anzugehen und den Mythos, leiden, übermüden und schlaftrunken unter Halluzinationen ins Ziel kriechen' einfach mal umzukrempeln. Vielen fehlt es dazu an der nötigen intelligenten Planung und noch mehreren an Mut. Für meinen Teil dachte ich mir, dass deine regenerative Strategie für gute Mittelfeldplätze, aber nicht für Spitzenplätze funktioniert – und was passierte mir trotz viel Rennerfahrung und akribischer Vorbereitung? Immunsystem überfordert, schwere Krankheit beim half way point… [auf halber Strecke]."

Meine erfolgreichen Teilnahmen beim RAAM zeigen, dass es sich lohnt, Traditionen zu hinterfragen und notfalls mit ihnen zu brechen. Ich bin absolut davon überzeugt, dass mit der traditionellen Strategie das RAAM für mich nicht zu schaffen wäre. Dafür bin ich weder körperlich genügend leistungsfähig, noch ausreichend leidensfähig. Ich bin kein Masochist, auch wenn ich meine äußeren Grenzen gerne auslote, um meine inneren zu verschieben. Der inzwischen auch von anderen wiederholte Erfolg zeigt, dass die Anwendung der Methusalem-Formel auch in einem kurzzeitigen Experiment wie dem RAAM erstaunliche Ergebnisse hervorbringen kann. Jedes Element der Formel hatte einen bedeutenden Einfluss auf das Gesamtergebnis und erlaubte mir, eine als Qual beschriebene Herausforderung problemlos und mit viel Freude zu bestehen. Alle Formelelemente verknüpften sich zu einer individuellen und natürlichen Strategie. Aus dieser Erfahrung heraus bin ich fest davon überzeugt, dass wir alle unser Leben fundamental beeinflussen können. Wir müssen nur den Mut haben, neue, eigene Wege zu gehen und dürfen nicht blindlings der Herde folgen: Unsere Zukunft ist nicht vorherbestimmt, wir können und müssen sie selbst mitgestalten.

Zur erfolgreichen Umsetzung einer Strategie gehört aber auch Visualisierung, ein bewusster Prozess, in dem wir die Herausforderung im Geiste erproben. Das gilt nicht nur für überschaubare Projekte wie eine Teilnahme beim Race Across America, sondern auch für das Leben im Allgemeinen: Versuchen Sie, ein Leben zu visualisieren, in dem Sie im Alter von hundert Jahren nochmals einen neuen Sport erlernen und die Blumen bei ausgedehnten Wanderungen auf den Feldern riechen. Nur was man sich vorstellen kann, ist auch zu erreichen. Haben Sie Mut, immer neugierig Fragen zu stellen, gehen Sie den Dingen auf den Grund. Und vor allem:

Lassen Sie sich nicht demotivieren!

Literaturverzeichnis

Bücher

Baggott Jim, Matrix oder wie wirklich ist die Wirklichkeit, rororo 2007

Bernays Edward, Propaganda: Die Kunst der Public Relations, orange-press 2009

Blackmore Susan, Die Macht der Meme. Oder die Evolution von Kultur und Geist, Spektrum Akademischer Verlag 2010

Bloom Howard, The Lucifer Principle: A Scientific Expedition Into the Forces of History, Atlantic Monthly Press 1997

Chalmers David J., The Conscious Mind: In Search of a Fundamental Theory, Oxford University Press 1997

Campell T. Colin/Campell Thomas M., Die „China Study" und ihre verblüffenden Konsequenzen für die Lebensführung, Systemische Medizin 2010

Churchland Paul M., Die Seelenmaschine: Eine philosophische Reise ins Gehirn, Spektrum Akademischer Verlag 1997

Cordain Loren & Friel Joe: Das Paläo-Prinzip der gesunden Ernährung, Sportwelt Verlag 2009

Diamond Jared, Arm und Reich: Die Schicksale menschlicher Gesell schaften, Fischer 2006

Diamond Jared: Kollaps: Warum Gesellschaften überleben oder untergehen, Fischer 2011

Dawkins Richard: Das egoistische Gen, Rowohlt 1996

Dawkins Richard, Der Gotteswahn, Ullstein 2008

De Duve Christian, Aus Staub geboren: Leben als kosmische Zwangsläufigkeit, Spektrum Verlag 1995

Feynman Richard P., QED, Die seltsame Theorie des Lichts und der Materie, Piper 1992

Fixx James F., Das komplette Buch vom Laufen, Fischer 1983

Friel Joe, Cycling past 50, Human Kinetics Pub Inc 1998

Ganten Detlev/Spahl Thilo/Teichmann Thomas, Die Steinzeit steckt

uns in den Knochen: Gesundheit als Erbe der Evolution, Piper Taschenbuch 2011
Geyer Christian, Hirnforschung und Willensfreiheit, Suhrkamp 2004
Goleman Daniel, Vital lies, simple truths: The Psychology of Selfdeception, Bloomsbury Publishing 1998
Green Brian, Das elegante Universum: Superstrings, verborgene Dimensionen und die Suche nach der Weltformel, Siedler 2008
Gribbin John, Auf der Suche nach Schrödingers Katze, Piper 1988
Hall Stephen S., Merchants of Immortality: Chasing the Dream of Human Life Extension, Houghton Mifflin 2003
Huang Chunglian Al/Lynch Jerry, Thinking Body, Dancing Mind: Taosports for Extraordinary Performance in Athletics, Business and Life, Bantam Books 1994
Kandel Eric, Auf der Suche nach dem Gedächtnis: Die Entstehung einer neuen Wissenschaft des Geistes, Siedler 2006
Koch Christof, Bewusstsein: ein neurobiologisches Rätsel, Spektrum Akademischer Verlag 2005
Kurzweil Ray, Homo sapiens: Leben im 21. Jahrhundert – Was bleibt vom Menschen? Kiepenheuer & Witsch 1999
Kurzweil Ray, The Singularity is Near: When Humans Transcend Biology, Penguin Books 2005
Kurzweil Ray/Grossman Terry, Fantastic voyage: Live Long Enough to Live Forever, Plume 2005
Laotse, Tao Te King, Reclam 2009
Lehnert Uwe, Warum ich kein Christ sein will - Mein Weg vom christlichen Glauben zu einer naturalistisch-humanistischen Weltanschauung, Teia Lehrbuch Verlag 2011
Lewis Bernard, Die Wut der arabischen Welt: Warum der jahrhundertelange Konflikt zwischen dem Islam und dem Westen weiter eskaliert, Campus Verlag 2003
Lewis Bernard, The Crisis of Islam: Holy War and Unholy Terror, Phoenix 2003
Miller Alice, Das Drama des begabten Kindes: und die Suche nach dem wahren Selbst, Suhrkamp Verlag 1983

Moestl Bernhard, Shaolin – Du musst nicht kämpfen, um zu siegen!: Mit der Kraft des Denkens zu Ruhe, Klarheit und innerer Stärke, Baur TB 2010
Nehls Michael, Herausforderung Race Across America: 4800 km Zeitfahren von Küste zu Küste, Mental Enterprises 2012
Nehls Michael, Die Alzheimer-Lüge: Die Wahrheit über eine vermeidbare Krankheit, Heyne 2014
Nehls Michael, Alzheimer ist heilbar: Rechtzeitig zurück in ein gesundes Leben - Mit Illustrationen von Jill Enders, Heyne 2017
Nehls Michael, Die Formel gegen Alzheimer: Die Gebrauchsanweisung für ein gesundes Leben - Ganz einfach vorbeugen und rechtzeitig heilen, Heyne 2018
Nehls Michael, Kopfküche. Das Anti-Alzheimer-Kochbuch: 50 unvergessliche Rezepte gegen Alzheimer & Co. Riva, 2018
Nehls Michael, Das Corona-Syndrom: Wie das Virus unsere Schwächen offenlegt – und wie wir uns nachhaltig schützen können, Heyne 2021
Nehls Michael, Die Algenöl-Revolution: Lebenswichtiges Omega-3 – Das pflanzliche Lebenselixier aus dem Meer, Heyne 2022
Nehls Michael, Herdengesundheit: Der Weg aus der Corona-Krise und die natürliche Alternative zum globalen Impfprogramm. Mental Enterprises 2022
Nehls Michael, Das erschöpfte Gehirn: Der Ursprung unserer mentalen Energie – und warum sie schwindet - Willenskraft, Kreativität und Fokus zurückgewinnen, Heyne 2022
Neukirchen Heide, Der Pharma Report: Das große Geschäft mit unserer Gesundheit, Knaur 2006
Niemz Markolf H., Lucys Vermächtnis: Der Schlüssel zur Ewigkeit, Droemer 2009
Riedel Bruce, The Search for Al Qaeda: Its Leadership, Ideology, and Future, Brookings Institution 2010
Robbins John, Healthy at 100: The Scientifically Proven Secrets of the World‘s Healthiest and Longest-Lived Peoples, Ballantine Books 2007
Roth Gerhard/Grün Klaus-Jürgen, Das Gehirn und seine Freiheit,

Vandenhoeck & Ruprecht 2006
Russell Bertrand, Warum ich kein Christ bin: Über Religion, Moral und Humanität, rororo 1981
Schirrmacher Frank, Payback: Warum sind wir im Informationszeitalter gezwungen zu tun, was wir nicht tun wollen, und wie gewinnen wir die Kontrolle über unser Denken zurück?, Karl Blessing Verlag 2009
Searle John R., Die Konstruktion der gesellschaftlichen Wirklichkeit: Zur Ontologie sozialer Tatsachen, Suhrkamp Verlag 2011
Singer Wolf, Der Beobachter im Gehirn: Essays zur Hirnforschung, Suhrkamp Verlag 2002
Spitzer Manfred, Geist im Netz: Modelle für Lernen, Denken und Handeln, Spektrum Verlag 2008
Sprenger Reinhard K., Mythos Motivation: Wege aus der Sackgasse, Campus Verlag 2002
Talim Nassim N., Der Schwarze Schwan: Die Macht höchst unwahrscheinlicher Ereignisse, DTV 2010
Taylor Renée, Die Gesundheits-Geheimnisse der Hunza und ihre Kunst, ein langes und glückliches Leben zu führen, Bauer Hermann Verlag 1990
Westenfeld Henrique D., Vilcabamba: Das verschollene Reich der letzten Incas, Futurum 1975
Wilhelm Richard (Übersetzer): Das Weisheitsbuch der alten Chinesen. Frühling und Herbst des Lü Bu We, Anaconda 2009
Willcox Bradley J./Willcox D. Craig/Suzuki Makato, The Okinawa Program: How the World's Longest-Living People Achieve Everlasting Health – And How You Can Too, Three Rivers Press 2001
Artikel
Augustin Martin et al, Efficient and fast targeted production of murine models based on ENU mutagenesis. Mammalian Genome 16/2005 S.405-413
Bethge Philip, Unser täglich Netz. KulturSPIEGEL 7/2010 S.13-15, http://www.spiegel.de/spiegel/kulturspiegel/d-71083989.html
Bethge Philip/Shafy Samiha/Traufetter Gerald, Paläoanthropologie: Der sanfte Mensch von Aramis, Der Spiegel 41/2009 S.166-170

Blech Jörg, Geheimnis der Gesundheit, Der Spiegel 40/2009 S.122-133
Blech Jörg/Demmer Ulrike/Ludwig Udo/Scheuermann Christoph, Psychologie: „Wow, was für ein Gefühl!" (IQ-Doping), Spiegel 44/2009 S.46-50
Crimmins Eileen M., Länger leben heißt länger krank sein, Bild der Wissenschaft 3/2011 S. 8
Ditfurth Hoimar v., Warum der Mensch zum Renner wurde, GEO 12/1981 S.118-134
Dominick, F., Evidenz von aktiver Trainingstherapie bei depressiven Störungen, Physioscience 176/2010 S.143-152
Jung Alexander, Konjunktur: Der Kult ums BIP, Der Spiegel 39/2009 S78-82
Kant Immanuel, Was ist Aufklärung?, Berlinische Monatsschrift 12/1784
Klawitter Nils, Ernährungsindustrie: Die Geschmacksillusion, Der Spiegel 42/2009 S.72-77
Lutz-Temsch Birgit, Race Across America – Den Mythos zerstört? http://www.sueddeutsche.de/leben/race-across-america-den-mythos-zerstoert-1.462260
Müller Martin U./Tuma Thomas, Verbraucher: Weltreligion Shoppen, Der Spiegel 50/2010 S.56-65
Ochmann Frank, HIV-Resistenz: Geschenk vom Sensenmann, http://www.stern.de/wissen/natur/forschung/hiv-resistenz-geschenk-vom-sensenmann-538102.html
Pietropaolo S. et al, The impact of voluntary exercise on mental health in rodents: a neuroplasticity perspective, Behav Brain Res. 192/2008 S.42-60. http://www.ncbi.nlm.nih.gov/pubmed/18468702
Süring Katrin, Epigenetik – Das molekulare Gedächtnis für Umwelt einflüsse? http://www.umweltbundesamt.de/gesundheit/publikationen/epigenetik.pdf
Schumacher Yorck O. et al., Physiology, Power Output and Racing Strategy of a Race across America (RAAM) Finisher, http://www.ncbi.nlm.nih.gov/pubmed/20962691
Stangl Werner, Schlaf und Gedächtnis,

http://arbeitsblaetter.stangl-taller.at/SCHLAF/Schlaf-Gedaechtnis-Lernen.shtml
Um HS. Et al., Treadmill exercise represses neuronal cell death in an aged trans-genic mouse model of Alzheimer's disease, Neurosci Res. 69/2011 S.161-73, http://www.ncbi.nlm.nih.gov/pubmed/20969897
Wolfe MM et al., Gastrointestinal toxicity of nonsteroidal antiinflammatory drugs, N Engl J Med 1999S 340:1888-1899

Danksagung

Jede Idee, jeder Gedanke und so auch der Inhalt dieses Buches haben evolutionäre Wurzeln. Ich möchte an dieser Stelle allen danken, deren Arbeiten ich in der Bibliographie zum kritischen Weiterlesen empfehle, und auch denen, deren Beiträge in den zitierten Arbeiten zu finden sind.

Mit vielen hilfreichen Hinweisen, Anregungen und kritischen Fragen bereicherten Bettina Simonis, Dennis Boehm, Dagmar Baum, Christiane Meier, Iris Hadbawnik und Catarina Chakrabarty die ersten Entwürfe.

Besonderer Dank gilt meiner Frau Sabine für die unzähligen Gespräche während des Entstehens der Methusalem-Strategie. Sie teilte sich das Lektorat mit Patrik Müller, der mit seinem Fachwissen in Geschichte und Philosophie entscheidend zur Entwicklung des Buches beitrug.

Nicht zuletzt möchte ich meinen Kindern danken, die mir immer wieder Mut machten, das Buch fertigzustellen – und Sarah auch für Ihre Kreativität beim Entwurf des Umschlags.

Notizen